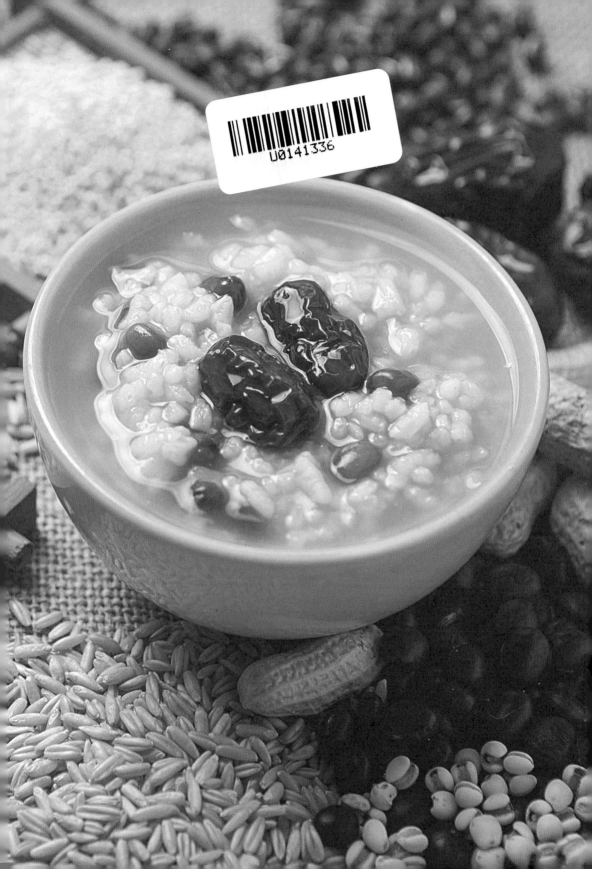

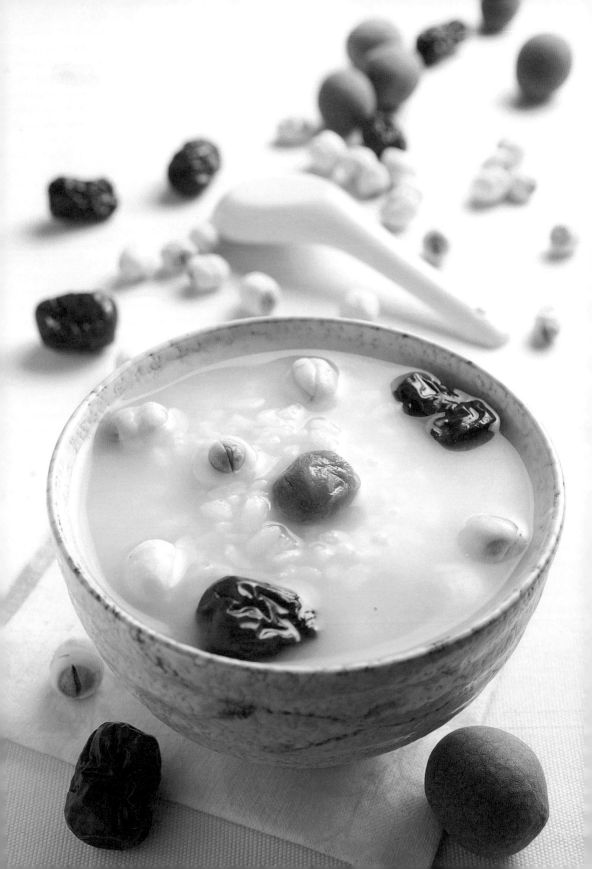

從裡到外養脾胃

謝英彪 醫師
—— 著

四季食療╳穴位養護╳病症調理

跟著老中醫學習健脾養胃之道

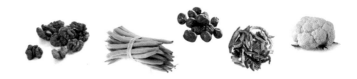

　　脾胃爲人的後天之本，爲身體提供必需的營養及能量。由於生命需要大量營養及能量，而這些營養及能量皆需經由飲食來消化和吸收。若是脾胃不好，再好的營養食物也無法正常消化及吸收利用，身體自然不佳，百病自然由生。脾胃是五臟六腑的糧庫，因此，每個人都要養胃健脾。

　　養脾健胃，即是養命，吃對食物，少生病；吃不對的食物，是禍從口入。這本書，不是教你美食大餐大魚大肉，而是平平淡淡養脾健胃。茲介紹常見有益脾胃的食物，如小米，養胃又安神；薏仁，健脾祛濕；燕麥，補脾胃抗衰老；栗子，養胃固腸止瀉；紅豆，健脾止瀉；黃豆，益氣補血；銀耳，健脾生津等。

　　除了食物之外，本書也介紹常見養生及健脾養胃的中藥，如陳皮，健脾理氣；芡實，補脾止瀉；茯苓，健脾胃消水腫；山楂，開胃消食；生薑，溫中散寒；杏仁，潤腸通便等。

　　介紹中藥，也介紹中醫師常見的中藥方劑處方，可見到中醫藥處方理法方藥的智慧及經驗，如四君子湯，香砂六君子湯，平胃散，理中丸，補中益氣湯等。至於中藥方劑的使用，需經由中醫師望聞問切四診合參，辨證論治，方得使用。目前台灣中醫藥有健康保險，有疾病時，應要找醫師看診，對症下藥。

　　至於養生，即要依靠自己保健，以提高生活品質。四季養脾健胃，春季，補陽氣；夏季，除濕；秋季，滋陰；冬季，滋陰。全家養脾養胃，健康無憂。

　　對於針灸經脈穴位，作者介紹常用七種按摩手法及兩種艾灸療法，主要在胃經及脾經的自我保健。胃經經穴有足三里、內庭、梁丘及豐隆等。脾經經穴有公孫、陰陵泉、大都及太白。

　　對於常用脾胃疾病，提出通俗易懂的認識及養生保健，如慢性胃炎、消化性潰瘍、習慣性便祕、胃下垂、胃癌、糖尿病、失眠、術後調養及放化療後。台灣自1995年以來有健全全民健康保險，包括中醫藥和西醫藥。健康，是你的權利；保健，是你的義務。有病仰賴醫師診斷治療，養身保健靠自己努力。

　　南京中醫藥大學謝英彪教授，也是南京市中醫醫院主任醫師，身兼國際藥膳食療學會副會長、南京市癌友康復協會醫學顧問、中華中醫藥學會藥膳分會常務理事及世界健康促進聯合會常務副會長等，執醫五十年，在百忙之餘，仍大醫精誠執筆寫書介紹養脾健胃保後天之本，故樂為序。

中國醫藥大學中醫學院教授

張永賢

你的脾胃還好嗎？

很多人其實並不清楚自己的脾胃狀況，也許、可能、大概挺好的吧！在這個不愁吃喝的年代，脾胃應該不會有什麼問題吧！於是在這種不瞭解和不重視的情況下，很多脾胃問題和由脾胃不好導致的其他疾病開始出現。

年輕人常常把熬夜加班、通宵玩樂、餓一餐飽一餐當成常態化的生活方式。早晨上班趕時間，早餐常常被遺忘了，午飯簡單對付，晚飯成了一天的正餐而大吃大喝，睡前吃點宵夜。只吃素、偏好葷、盲目節食減肥、運動少、情緒多變……，健康的脾胃就會在這樣的生活和飲食方式中慢慢受到傷害。

年輕雖然是資本，但也不能肆意透支，給身體健康埋下隱患。而越是上了年紀的人，越會更深刻體會到脾胃健康的重要性。

養脾胃沒有那麼難，關鍵在於你是否重視，是否掌握了正確的方法。這是一本幫你養好脾胃的養生寶典。翻開書，把養脾胃的25種素食、10種葷食和10種藥食兩用食材搬上你的餐桌；全家老少該怎麼調，不同季節該怎麼養；脾胃有了小毛病，照著古方來調理；除了飲食和藥膳，還有運動、情緒和穴位養護方案，360度養護你的脾胃。

關於脾胃的常見困惑和脾胃的養護知識，在書中都能找到答案。照著謝教授給出的方案，你就能輕鬆養出不生病的好脾胃。

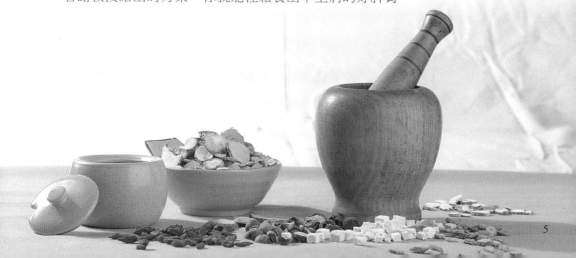

目錄

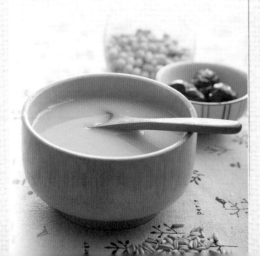

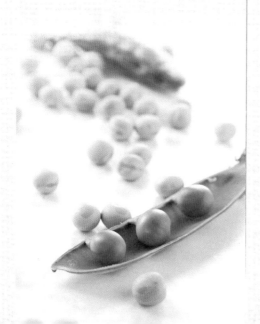

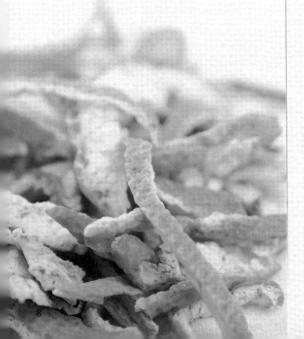

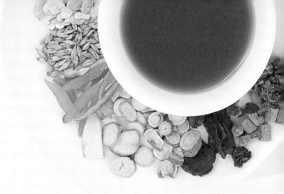

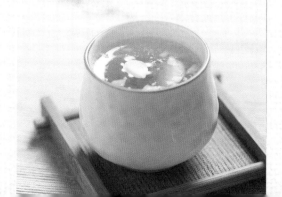

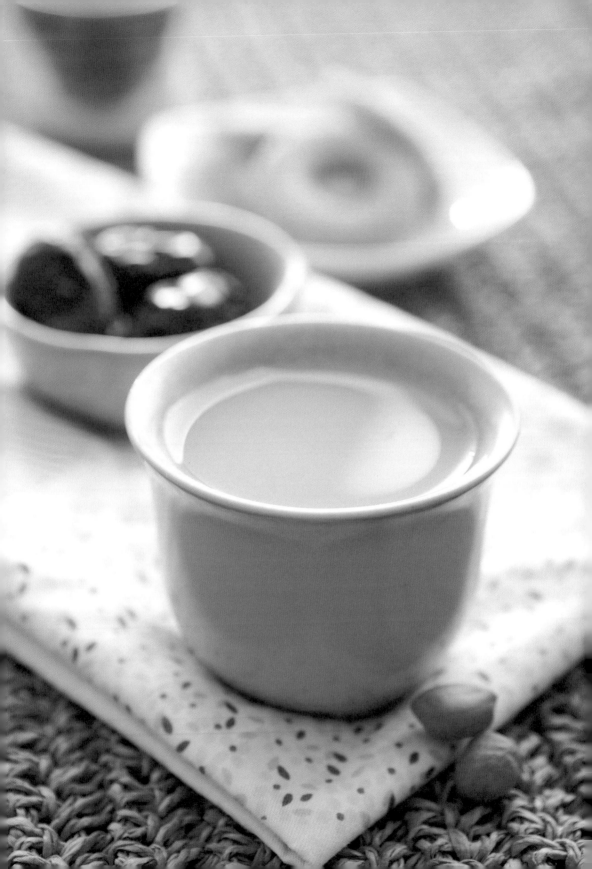

第一章

脾胃一失常
身體就失靈

內傷脾胃，百病由生

　　中醫所說的脾胃，實際上是指包括胃腸道等在內的整個消化系統。中醫認為，脾胃的主要作用就是將食物轉化成氣血，維持生命的正常運行。

● 脾胃怎樣影響健康？

　　李杲是中國醫學史上的「金元四大家」之一，他在《脾胃論》中指出：「內傷脾胃，百病由生。」脾胃內傷的原因主要有四大方面：飲食失調、過度勞累、情志不暢、感受外邪。在他看來，脾胃內傷是人們最重要的致病因素，這主要有三大表現：

　　首先，脾胃是氣血生化之源，如果脾胃虛弱，就會導致氣血化生不足，導致人的生命活力下降，甚至影響壽命。

　　其次，脾胃受損，運化失職，營養的吸收和輸送功能受到影響，就會使免疫功能降低，這時外邪就容易乘虛而入，所以人就容易生病。

　　最後，脾胃升降是人體氣機升降的樞紐，如果脾胃升降失衡，必然會影響其他臟腑器官的氣機和功能，各種病症也會隨之而來。

● 脾胃失調會引起哪些疾病？

　　單純由脾胃引發的消化系統疾病，有消化性潰瘍、胃炎、便祕、腹瀉、胃下垂等。此外，脾胃不好的人容易感冒，而且感冒後不容易好，預後也容易復發。所以遇到這類感冒，在治療時既要治療感冒，同時又要調養好脾胃。

　　中醫認為，脾虛則生痰，這是由於人體不能正常運化水濕，導致水濕內阻，停滯於中焦，聚濕而生痰。這個「痰」會誘發多種疾病：中醫認為高血壓裡就有一種是痰濕阻滯型高血壓，高脂血症多是脾胃失調致使內生痰濁所致，咳嗽多是痰濕蘊肺所致，哮喘的病因也是以痰為主，肥胖的人多是痰濕體質……。

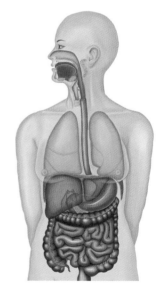

中醫裡的脾胃概念，是指包括
胃腸道在內的整個消化系統。

脾胃好不好，面診就知道

　　脾胃是人體的後天之本，在食物的消化吸收過程中起著關鍵的作用。脾胃功能與人的容顏狀況和精神面貌緊密相關，所以脾胃好不好，面診就知道。

1 看口唇

　　《靈樞・五閱五使》中提到「口唇者，脾之官也」，意思是說脾有問題，就會表現在口唇上。《素問・五臟生成》也說：「脾之合，肉也；其榮，唇也。」大意是口唇的色澤與身體氣血是否充盈有關，口唇紅潤，實際上是脾運化功能正常的外在體現。

2 看鼻子

　　中醫認為，胃經起於鼻，所以脾胃的經脈與鼻竅相連。食物蘊積滯留於胃，久積化熱而致胃熱，脾的運化功能不好，脾氣不能攝血或肺虛火上沖，都會導致鼻子出現鼻腔乾燥、鼻出血、嗅覺失靈等一系列變化。

3 看眼睛

　　肝開竅於目，眼睛功能的正常，依賴於肝血的濡養，而脾胃又是氣血生化之源，脾主統血，所以可以從眼睛看脾胃。如果視物模糊、眼睛紅腫、眼瞼下垂，同時還伴有舌淡、食欲不佳、大便稀薄，就說明脾氣不足。

4 看耳朵

　　腎開竅於耳，是人的先天之本，但是也離不開後天之本脾胃的滋養。如果脾胃虛弱，氣血生化乏源，腎精必虧，耳竅失養，就會出現耳鳴、耳聾等症狀。

面診	脾胃正常的表現	脾胃不好的表現
口唇	嘴唇紅潤，潤滑有光，乾濕適度。	嘴唇發白，沒有血色，乾燥等。
鼻子	嗅覺靈敏，鼻腔乾濕適度，無鼻塞、流鼻涕、鼻出血症狀，鼻尖、鼻翼無黑頭等。	鼻翼發紅，鼻腔乾燥，流清鼻涕，鼻出血，嗅覺失靈等。
眼睛	視物清晰，眼睛明亮、不乾澀，無黑眼圈等。	視物模糊，眼睛紅腫、乾澀，眼瞼下垂等。
耳朵	聽覺敏銳。	耳鳴，耳聾等。

讀懂脾胃的「求救」訊號

如果你無緣無故出現頭暈、想睡、噁心、嘔吐、腹脹、胃酸、痰多等不適，可千萬不要把這些當成小事而忽視，這些都是身體發出的「求救」訊號，表示你的脾胃很可能出了問題，而引起重視，提醒你及時去醫院檢查。

1 虛胖

吃得很少卻很容易發胖，手腳容易腫脹，怕冷，不易出汗，多白痰，臉色偏白或帶青，這種胖是虛胖，很可能是體內脾系統處理水液的功能失調了。

2 想睡

如果身體一直正常，突然有一段時間無緣無故感到頭暈目眩，全身乏力，想睡覺，嘴唇乾裂，這也是脾功能失常的信號。

3 痰多

如果時常感到痰多、唾液過多或過少，或四肢水腫、腹脹、腹瀉、便祕等，最好看一下醫生，這可能也與脾功能失調有關係。

4 出血

牙齦出血、鼻出血、皮膚出血、咳血、便血等，也可能與脾有關，因為脾在維持血液的正常循環中，發揮重要的作用。

5 發脾氣

如果經常發脾氣，可不要以為壞脾氣就是肝出了問題，其實很多時候是脾功能失調所導致。

6 食欲減退

胃炎、胃癌、胃下垂等腸胃問題都會引起食欲減退。

7 腹脹

上腹脹滿，飯後加重，胃隱痛，並常伴有食欲減退、打嗝、噁心等症狀，多是慢性胃炎惹的禍。

8 噁心嘔吐

慢性胃炎、急性腸胃炎、消化性潰瘍、急性胃腸穿孔、胃黏膜脫垂、急性胃擴張等消化系統疾病，都會誘發噁心嘔吐。

9 胃食道逆流

飽餐後容易有胃食道逆流，除了進食過快或過多之外，還有可能是消化系統功能減退，尤其容易發生在老年人身上。

10 胃痛

胃病、十二指腸潰瘍等也會引起胃痛，但胃痛不一定表示是胃部出了毛病。

脾胃升降平衡才健康

胃被稱為「太倉」、「水穀之海」，主要功能是受納與腐熟水穀，因此它就像一個大袋子，接納吃進去的食物，然後將這些食物進行初步分解、消化。脾被稱為「倉廩之官」、「後天之本」，負責運化，就是將經過胃初步消化的食糜，進一步加工成水穀精微，然後將這些精微物質運送至全身。

● 脾升胃降為健康

中醫認為，脾的功能特點是向上的，主升；胃的功能特點是向下的，主降。脾為五臟之一，為裡，屬陰；胃是六腑之一，為表，屬陽。脾與胃一陰一陽、一升一降、一裡一表，相輔相成。

氣是構成人體最基本的物質，因為氣的運動性，所以在中醫理論上稱為「氣機」。在人體內，氣機的表現形式有多種，津液的分佈、清濁的替換、經絡的貫通，都與氣機有著緊密的聯繫。

脾胃是維持身體氣機的重要環節，胃主受納，脾主運化，脾升胃降，陰陽平衡。只有脾與胃的功能相互平衡協調，人體內的氣機才能正常運轉，生生不息。

脾氣上升、胃氣下降，表明脾胃的功能平衡。脾氣上升才能幫助胃進一步消化，而且還能夠吸收和轉輸每天攝取的水穀養分。胃氣下降，不僅使被消化的食物下行，而且能把經過初步消化的食物移交給小腸，使其供給脾進行運化輸布；使身體所有臟器都能得到養分的滋養。

● 脾降胃升要警惕

脾以升為和，如果不升反降，在中醫裡被稱為「脾氣下陷」、「中氣下陷」。脾氣虛弱，不升反降，運化功能失調，就容易出現不愛說話、臉色蒼白、頭暈、腹瀉、脫肛、胃下垂等病症。

胃以降為順，胃氣不降反升，在中醫裡稱之為「胃氣上逆」，人就容易出現噁心、打嗝、嘔吐等症狀。

脾胃是五臟六腑的「糧庫」

李杲在《脾胃論》中說「脾居中土，調和四方」，明代醫學家張介賓在《景嶽全書》中指出「善治脾者，能調五臟，即所以治脾胃也。能治脾胃，而使食進胃強，即所以安五臟也」。

● 脾胃是人的「後天之本」

胃主受納，脾主運化，是人體後天氣血的主要來源。在人體中脾胃屬於中焦，上通下達，是食物消化的第一步。攝入的食物只有在胃中才能消化、分解，繼而脾氣主升，讓清者上升，滋潤心肺，胃氣主降，使濁者下降，排出廢物。只有脾胃功能正常，人才能氣血充足。

● 脾胃是全身的營養來源

如果把人體看作行軍打仗的軍隊，那就需要五臟六腑各司其職，方可取得勝利。脾胃就如同這支軍隊後勤之「糧庫」，脾胃一旦失常，身體的五臟六腑就會失去正常運作的物質基礎和能量，可謂是「牽脾胃而動全身」。

中醫學的整體觀認為，人體的五臟六腑相輔相成，氣血相通，是一個不可分割的整體。雖然脾胃是人體的消化器官，是運化水穀精微的樞紐，但如果要完全完成飲食營養的消化吸收，合成新的氣、血、精、津液的全過程，還必須依賴心、肝、肺、膽等其他臟腑器官的相互配合。

脾胃與五臟六腑的關係，不僅體現在五臟六腑參與脾胃的消化吸收食物上，還體現在脾胃出現病症，就很容易影響其他臟腑這一點上，而且根據五行關係，很容易出現相生相剋的疾病轉變現象，正如明末醫學家孫文胤在《丹台玉案·脾胃門》所說「脾胃一傷，則五臟皆無生氣」。

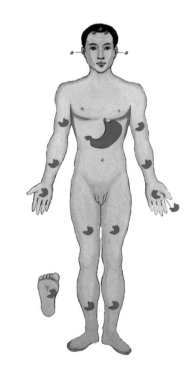

脾胃將飲食中的
營養物質輸送至全身。

脾胃兼顧才是真的好

形容友誼深厚的「肝膽相照」，從中醫的角度看，肝和膽是相表裡的，二者相互照應，和諧共存，一旦一方出現問題，都會影響到另一方。脾和胃的關係也與此類似。

● 脾胃唇齒相依

脾和胃也是相互照應、相表裡的。胃出現了病症就會傷及脾，脾有問題也會影響胃。可以說，人體的氣血充足與否，主要取決於脾和胃的共同作用。

《脾胃論·脾胃勝衰論》中說：「面熱者，足陽明病。胃既病，則脾無所稟受，脾為死陰，不主時也，故亦從而病焉。」面紅發熱多是胃經上出現了問題。胃一旦生病，受納的食物就會減少，脾不能為全身運送充足的營養，自然也會生病。

《脾胃論·脾胃勝衰論》中還說：「形體勞役則脾病，脾病則怠惰嗜臥，四肢不收，大便腹瀉；脾既病，則其胃不能獨行津液，故亦從而病焉。」

從中醫的角度看，勞累過度會傷及脾氣，脾氣虧損，脾的運化功能減弱，就無法很好地為全身運送水穀精微，人就會出現想睡、四肢無力、腹瀉等表現。脾一旦生了病，胃就不能正常運化津液，也就跟著出問題了。

● 脾胃同養才健康

所以在養生甚至日常生活中，不要只顧及脾或胃，而要兩者都兼顧，才能保持身體健康。

有很多人不注重飲食，或是吃一些損傷脾胃的食物，或是餓一頓飽一頓，或是一口涼一口熱，這樣很容易出現胃病。而且在快節奏的生活和緊張的工作學習情況下，很多人都忽略了休息的重要性，過度勞累，就會傷及脾氣。所以健康的身體，需要健康生活習慣和飲食共同來實現。

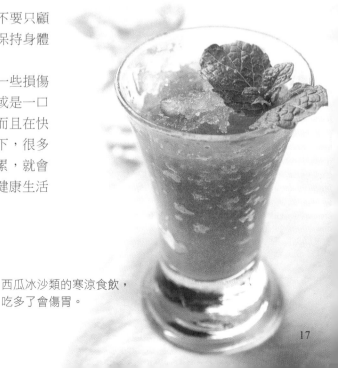

西瓜冰沙類的寒涼食飲，
吃多了會傷胃。

不管得了什麼病，能吃就好

胃之所以能受納飲食和腐熟水穀，主要是有胃氣的作用。中醫裡說的胃氣，不單純指「胃」這個器官，還包含了脾胃的消化吸收能力等。

● 能吃說明胃氣足

人以胃氣為本。張介賓在《景嶽全書》中說過：「土氣為萬物之源，胃氣為養生之主。胃強則強，胃弱則弱，有胃則生，無胃則死，是以養生家必當以脾胃為先。」也就是說，一個人病得很嚴重，但如果脈象裡還有胃氣，就還有可能治癒，如果脈象裡沒有胃氣，那就很危險了。

人吃飯是靠胃氣的，所以說，一個人不管得了什麼病，只要能吃就是好兆頭，這說明他還有胃氣。

人一旦生病，脾胃就會損傷，其運化功能受到影響，導致胃氣虛弱，不愛進食。所以對於病人及傷者，首先要去調養脾胃，保障生命，然後再治療疾病傷患。

● 吃對了才養胃

對於病患而言，能吃就是好兆頭。而對於正常人，又該如何養胃氣呢？關鍵是根據自己的體質選擇適合自己的食物，並且有科學合理的飲食方式。

根據食物的性質，人們把食物分為溫、熱、寒、涼、平五性，對症食之，於身體有大益。比如，熱性體質可以選擇鴨肉、小米、西瓜等涼性食物，寒涼體質可以吃些牛羊肉、韭菜、薑、洋蔥等溫熱食物。有些人不注意科學飲食，喜好生冷食物，很容易導致胃病出現或反覆發作。

此外，還應該根據季節氣候的變化適當調整飲食，比如天熱的時候，可以吃一些清熱涼爽的食物，天冷了多吃一些溫熱的食物，這也是人與大自然保持平衡一致的智慧。

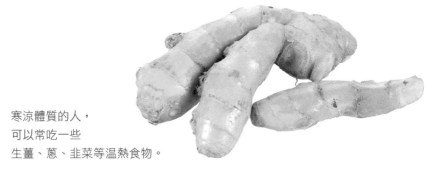

寒涼體質的人，
可以常吃一些
生薑、蔥、韭菜等溫熱食物。

五味入五臟，甘味入脾胃

中醫裡，食物有五味，即酸、辛、苦、鹹、甘，這五味在人體裡分入五臟。如果合理攝取這五味食物，就能使身體所需的營養達到平衡狀態。

《素問·生氣通天論》中指出：「謹和五味，骨正筋柔，氣血從流，腠理以密。」意思就是人們在平時的飲食中，應該慎重調整五味的攝取，既不要太多，也不能太少，只有調配適當，才能使身體的骨骼強壯，筋脈柔和靈便，氣血充足流暢，肌肉豐滿，皮膚細膩。

五味是和人體的五臟相合的。《素問·宣明五氣》中說：「酸入肝，辛入肺，苦入心，鹹入腎，甘入脾，是謂五入。」

五味	五臟	功效	食物舉例
酸	肝	酸味食物具有收斂的作用，肝火大的時候，可以吃些酸味食物來補肝陰。	葡萄、山楂、柳橙、檸檬等。
辛	肺	辛味食物具有發散風寒、行氣止痛的作用，如果有肺氣不宣引起的外感時，可以用辛味食物來散風寒、宣肺氣。	蔥、薑、蒜、芥末、韭菜、洋蔥等。
苦	心	苦味食物有清熱、瀉火的作用，常吃可以清心火。	苦瓜、苦杏仁、蓮子等。
鹹	腎	鹹與腎氣相通，可以吃些鹹味食物滋養腎精，通瀉大小便。	鹽、海產品、動物腎臟等。
甘	脾	甘味食物具有滋陰潤燥、補脾的作用，可以促進脾的運化功能。	中醫所說的甘味，不僅指甜，還包括了淡味，如麵粉、小米、白米等。

五味入五臟，適當攝取五味食物，對相應的臟器有益，但如果偏嗜某一味，就會傷害相應的臟器。比如脾胃屬於中焦，甘入脾，工作累了吃一塊糖，補足中氣，就會覺得有幹勁了，但是吃多了則會傷害到腎臟。

脾胃差，容易與感冒結緣

感冒和體質有很大的關係，而體質與脾胃功能緊密相關。每個人的體質都是「稟受於先天，充養於後天」，體質雛形一旦形成，只有源源不斷接受後天之本所化生的水穀精微，才能滋養出健壯的身體。

● 脾胃不好，免疫力就差

體質不好的人，免疫力自然低下。儘管一個人的免疫力不能完全取決於脾胃功能的強弱，但脾胃功能不好，免疫力自然好不到哪裡去。

脾胃為後天之本，如果人的脾胃功能較弱，就會形成氣虛體質。氣虛主要是指元氣虛弱，而元氣是人體免疫力所依賴的原動力。元氣充足，人的免疫力就強，就有助於預防和戰勝疾病；元氣不足，就會導致免疫力低下，各種疾病就會乘虛而入。

● 脾胃功能不足，感冒易反覆

氣虛體質的人通常面色蒼白，短氣乏力，不願意說話，常有疲勞感，特別是免疫力低下，很容易生病，尤其是感冒。氣虛感冒是很常見的感冒類型，感冒後惡寒重，發熱輕，體溫一般不超過38℃，骨節疼痛，肌肉酸楚。

氣虛體質，再加上飲食作息無規律、工作勞累、精神壓力大，使人的免疫力長期處於低下狀態，再染上感冒，身體不能及時得到調養和恢復，就會形成惡性循環，導致感冒反覆出現。很多人都經歷過感冒後去醫院打幾次點滴，很快就好了，可是過不了多久又感冒了，這其實就是氣虛體質的表現。

在中醫看來，氣虛感冒主要在於脾胃功能不足，衛陽不固。最好的治療辦法就是以脾養胃，升舉陽氣，同時疏散外邪。

氣虛感冒的發熱一般不超過38℃，
吃藥打針雖然有效，
但感冒容易反覆出現。

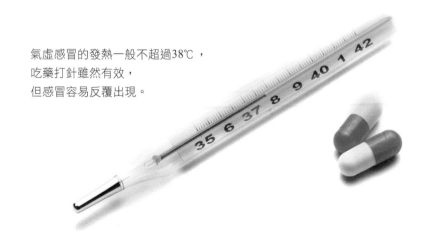

防治青春痘，重在調理脾胃

青春痘是很多人青春期裡的灰色記憶，但還是有一部分人在成年後，也沒擺脫一臉青春痘的煩惱，愛美的女性更是如此。

在中醫看來，青春痘是由於人體內血熱瘀積，內分泌失調，使體內的陽盛化火，入舍於血，熱灼脈絡，造成毒素沉積在體內，長期得不到排泄所致。對於女性來說，如果內分泌失調，也會引起月經不調，導致痘痘旺盛。

● 甜膩、油膩、辛辣食物要少吃

有人愛吃甜食，有人喜歡油炸食物。由於飲食上的不節制、不科學，貪吃甜膩、油膩的食物，或者吃得過飽，食積胃腸，蘊鬱化火，就會出現肺胃蘊熱。肺胃蘊熱達到一定程度，就要找一個散熱口。由於下面的腸胃積食，熱火只好上蒸頭面，於是臉上就會長出煩人的痘痘。

怕熱、不懼冷，吃辛辣食物易上火，這就是血熱偏盛。血液偏熱，時間長了就會導致血液水分不足，氣血就會蘊阻，進而蘊阻肌肉、皮膚，也會使皮膚易生痘痘。

● 拔罐去痘

拔罐是治療青春痘的好方法。胃俞穴是和胃理氣、化濕消滯的保健要穴；膈俞穴有養血和營的作用；大椎穴有溫經活絡、解表退熱的功效。在這些穴位上拔罐，不僅能益氣養血，還可以調理脾胃，對治療青春痘很有幫助。

● 調理脾胃是重點

治療青春痘不是一朝一夕的事，要從食療、穴位保健以及健康的生活習慣和心態上共同努力，把脾胃調理到健康、正常的運行軌道上。在飲食上，要有科學合理的飲食結構，多吃水果、蔬菜，少吃甜膩、油膩、辛辣的食物。除此之外，還要避免過度勞累，保持良好的心態，保證充足的睡眠時間，注重皮膚清潔，還不能亂擠、亂治青春痘。

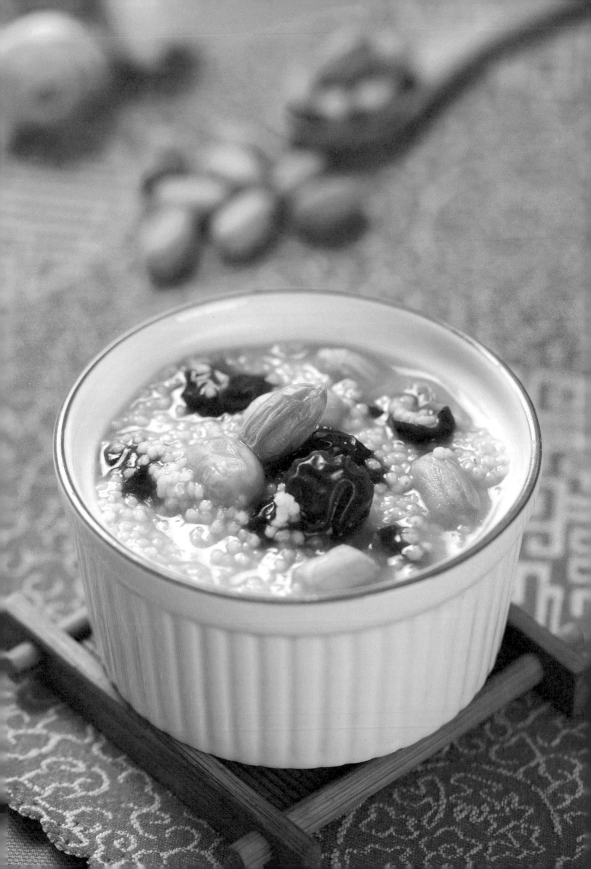

第二章

養胃就是養命
吃對食物少生病

傷胃食物、藥物大搜羅

1 燻制食物

燻制食物含有致癌物，吃多了容易誘發食道癌、胃癌。在日常飲食中，要儘量少吃燻制的臘肉、火腿等食物，多吃些新鮮蔬果，不僅能全面補充營養，還能養脾胃。

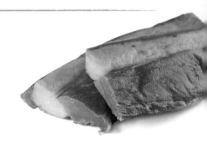

2 油炸食物

油炸食物油脂多，熱量高，常吃容易使人發胖。油炸食物難以消化，會加重脾胃負擔，吃多了會出現反胃、腹瀉等症狀。除了少吃油條、燒餅、炸薯條等油炸食物外，烹製其他飯食也不宜放太多油。

3 高鹽食物

高鹽食物會對胃黏膜造成直接損害，可使胃黏膜出現水腫、充血、出血、糜爛或壞死，引發胃炎、胃潰瘍，甚至胃癌。常見的高鹽食物有醬油、鹹菜、醬菜、酸菜、醃肉、火腿、鹹魚、牛肉乾、鹹罐頭等，這些都不宜多吃。

4 甜食

中醫認為甘味入脾胃，適當吃甘味食物可益脾胃之氣，但吃多了則不利於脾胃的運化，而且容易導致胃脹氣。有痰濕的人，吃太多甜食會導致脹氣加重，也不利於去除痰濕。痰多、舌苔厚膩、臉色暗黃、飯後易疲倦的人要少吃蛋糕、點心、糖果等食物。

5 辛辣食物

沒有胃病的話，適當吃些辛辣食物能促進胃部血液循環，去寒除濕。但是如果大量進食辛辣食物，就會使胃黏膜充血、水腫，易引發胃炎。如果本身有脾胃疾病，再進食大量辛辣食物，就會加重病情。所以辣椒、胡椒、芥末、韭菜、蔥、薑、蒜等食物不能多吃。

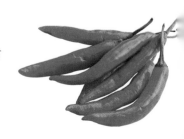

6 豆類

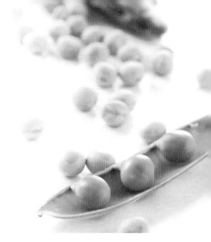

豆類一般都含有豐富的蛋白質、多種維生素和礦物質。但是吃太多，容易在腸道內產生氣體，易導致腹脹。豆類能刺激胃酸分泌，不利於胃炎和胃潰瘍的好轉。所以脾胃之氣不舒暢的人，要少吃黃豆、黑豆、蠶豆等豆類食物。

7 雜糧

雜糧包括玉米、紫米、燕麥、蕎麥、高粱及各種乾豆類。適當吃些雜糧能促進消化吸收，預防癌症，一般每天進食50~100克為宜。過量食用則會加重胃腸負擔，容易導致營養不良，特別是老人、兒童等消化較差的人不宜多吃。

8 剩飯剩菜

剩飯剩菜如果保存不當，容易滋生大量細菌，食用後容易導致腹痛、腹瀉。剩飯不容易被脾胃消化吸收，長期食用易導致胃病。老人、兒童、體弱多病者及患有胃腸疾病者，最好不要吃剩飯剩菜。

9 涼性水果

西瓜、柚子、梨、香蕉等水果，性寒涼，吃多了容易致使胃腸功能紊亂，引發腹瀉、消化不良等不適。所以脾胃虛寒者、慢性腸胃炎及十二指腸潰瘍等患者不宜多吃這些涼性水果。實熱體質的人雖然可以適當多吃一些，但也不宜過量。

10 冷飲

冷飲寒涼，食用後容易刺激消化道黏膜，影響消化功能，所以胃炎、胃潰瘍患者不宜多喝冷飲，避免加重病情。消化不良者也不宜多喝冷飲。

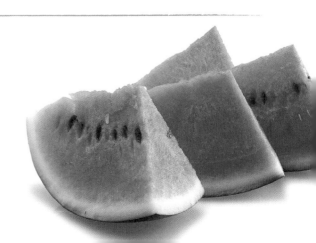

11 巧克力

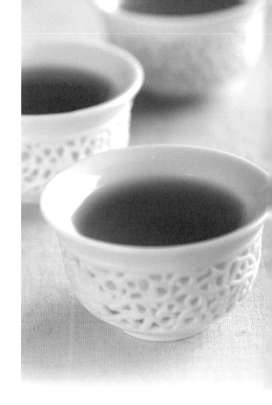

　　巧克力含有大量的脂肪、可可鹼及多元醇。脂肪過多會影響消化，引起腹痛、腹脹、腹瀉或便祕等症狀；可可鹼會使食道括約肌鬆弛，易導致胃食道逆流；多元醇則會刺激胃黏膜，引起胃痙攣等症狀。

12 濃茶

　　一杯茶的茶葉量不宜超過4克，過量就是濃茶。濃茶含有較多的咖啡因、茶鹼、鞣酸等物質，會使胃酸分泌過多，刺激胃黏膜。還會影響對食物的消化吸收，易導致便祕。胃潰瘍患者飲用濃茶還會加重病情，也會影響藥物治療效果。

13 咖啡

　　咖啡中含有一種強有力的胃液分泌劑，會刺激胃液的分泌，特別是在空腹的狀態下，會對胃部造成較大傷害。因為胃受到刺激分泌胃液，又沒有可供其消化的食物，就容易引起胃壁糜爛，誘發胃潰瘍。

14 碳酸飲料

　　碳酸飲料含有大量的二氧化碳，二氧化碳會刺激胃黏膜，減少胃酸分泌，影響胃蠕動，以及腸胃的正常消化功能。如果碳酸飲料飲用過多，很容易導致腹脹、腹痛、急性胃炎。

15 烈酒

　　經常飲用烈酒，會使高濃度的乙醇長時間刺激胃黏膜和十二指腸黏膜，導致黏膜上皮細胞壞死脫落，因而引起胃黏膜糜爛或潰瘍，誘發胃和十二指腸黏膜損傷及相關腸胃疾病。

傷胃西藥

藥物類別	藥物	副作用
抗生素	口服四環素、紅黴素、多粘菌素、青黴素等	可引起胃腸道反應，如胃炎、噁心、嘔吐、腸炎、腹瀉及輕度腹痛等，使原有潰瘍加重，尤其是空腹服用。
解熱鎮痛藥	阿司匹林、索米痛片、對乙醯氨基酚	可直接作用於胃腸黏膜上皮細胞，使黏膜充血、糜爛，並影響凝血機制，導致腸胃出血形成潰瘍。
	保泰松、吲哚美辛等	可引起胃炎、十二指腸炎，胃腸黏膜糜爛、淺表潰瘍導致出血，甚至穿孔。
糖皮質素	強的松、去炎松、可體松、地塞米松等	若使用量大、時間久，就可引起類固醇性潰瘍，同時使組織修復力降低，加重胃、十二指腸潰瘍。由激素導致潰瘍的特點是疼痛無規律性，常為隱性發展，待病情變化較嚴重，甚至出血、穿孔時才被發現，應當引起人們的關注。
抗腫瘤藥	5-氟尿嘧啶、葉酸拮抗劑等	易刺激胃腸黏膜損傷而產生炎症、糜爛，重者可發展成為潰瘍。
降壓藥	蛇根鹼	可刺激胃酸分泌而損害胃黏膜。
	胍乙啶	可使胃酸、胃蛋白酶分泌增多，易發生胃潰瘍及出血。
利尿劑	氯化鉀口服液	在胃內形成局部高濃度而腐蝕胃黏膜，導致黏膜炎症、纖維化，甚至侵入肌層，引起胃出血和穿孔。
	氫氯噻嗪	與氯化鉀口服液並用，更容易引起十二指腸球部潰瘍及出血。
治胃病藥	西咪替丁	只適應於胃酸過多者，不屬這種情況而久服之，則可能加重潰瘍病情。

　　大體而言，飯前服藥吸收好，不傷胃，例如營養藥之類；而飯後服的藥劑則可能會傷胃。而有些藥物之所以要在飯後服，是為了讓藥「走」在食物後，不至於傷及空胃。

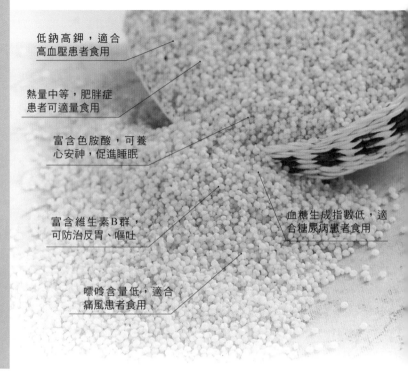

養胃又安神
小米

● 性溫，味甘
● 歸脾、胃、腎經

小米具有滋養腎氣、健脾和中、除熱止瀉的功效，對消化不良、反胃、嘔吐、腹瀉等脾胃虛弱症狀有很好的改善作用。小米含有容易被消化的澱粉，進食後能產生飽腹感，促進人體胰島素的分泌。

低鈉高鉀，適合高血壓患者食用

熱量中等，肥胖症患者可適量食用

富含色胺酸，可養心安神，促進睡眠

血糖生成指數低，適合糖尿病患者食用

富含維生素B群，可防治反胃、嘔吐

嘌呤含量低，適合痛風患者食用

● 這麼吃不傷胃

小米煮粥時，煮得稍微稠一些更養胃，更有利於營養吸收。將炒熟的小米磨成粉，用水沖泡飲用，有健脾利濕的功效。

● 養胃去病根

和胃 | 反胃、熱痢、虛損都與脾胃功能不好有關，小米含有豐富的維生素B1和維生素B12，能防治消化不良，還具有防止反胃、嘔吐的功效。

補血 | 小米含鐵，補血滋陰，很適合產婦食用，有助於恢復體力和分泌乳汁。小米也很適合老人、兒童食用。

助睡眠 | 小米富含色胺酸，能養心安神，促進睡眠，提高睡眠品質，很適合心神不寧、失眠和睡眠品質不佳的人食用。

食用禁忌 | 不能給1歲以內的嬰兒餵食小米，氣滯者及小便清長者最好少吃或不吃。淘洗小米不能用熱水，不能用力搓，也不宜長時間浸泡，以避免水溶性維生素流失。

● 養胃搭配

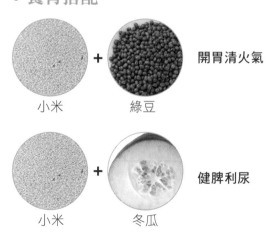

小米 ＋ 綠豆　　開胃清火氣

小米 ＋ 冬瓜　　健脾利尿

養胃除病特效方

黨參小米茶

材料 黨參10克,炒小米30克。

做法 將黨參、炒小米加1000毫升水,煮至500毫升。

用法 代茶飲服,隔日1劑。

功效 具有健胃補脾、養陰止渴、助消化的功效,適用於慢性萎縮性胃炎、胃及十二指腸潰瘍等。

小米減肥茶

材料 小米500克,冬瓜仁100克,芝麻、白米、黃豆、紅豆、綠豆、粗茶各250克,蕎麥粉1500克,生薑粉、花椒粉、小茴香粉等各適量。

做法 將小米、白米、黃豆、紅豆、芝麻、綠豆炒熟,與粗茶混合均勻磨成粉。將蕎麥粉炒熟,將生薑粉、花椒粉、小茴香粉與上述細粉混勻,入罐存放。將冬瓜仁切碎,搗成泥糊狀為仁糊,備用。

用法 每次取3匙炒粉、1匙仁糊,放入杯中,沸水沖泡,加蓋悶15分鐘,時常飲用。

功效 具有去脂減肥、健脾利濕的功效,適用於血脂異常。

二米飯

材料 小米、白米各50克。

做法 小米、白米淘洗乾淨,放入盆中,加水,放入蒸籠大火蒸約40分鐘即可出籠。

用法 當主食食用。

功效 具有健脾養胃、降脂減肥的功效,適用於慢性腸炎、血脂異常。

冬瓜小米粥

材料 新鮮連皮冬瓜250克,小米100克。

做法 將冬瓜洗淨,切成小塊,與淘洗乾淨的小米一同入鍋,加適量水,用大火燒沸後,轉用小火熬煮成稀粥。

用法 隨量食用。

功效 具有健脾利尿、降脂減肥的功效,適用於水腫、血脂異常。

海帶粉小米粥

材料 海帶粉30克,小米100克。

做法 將小米淘洗乾淨,放入砂鍋,加適量水,大火煮沸,改用小火煨煮30分鐘,調入海帶粉,拌勻,繼續用小火煨煮至小米糊爛即成。

用法 早晚餐食用。

功效 具有消痰散瘀、補虛降脂的功效,適用於血脂異常。

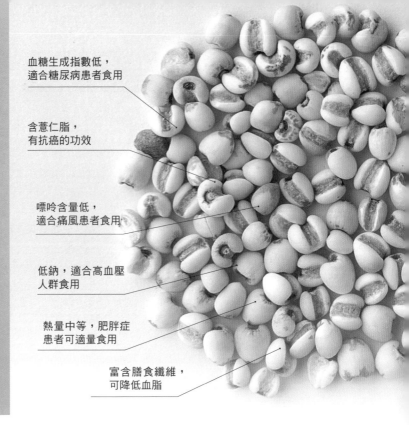

健脾去濕
薏仁

- 性涼，味甘、淡
- 歸脾、胃、肺經

薏仁具有利水滲濕、健脾除痹、清熱排膿、助運止瀉等功能，適用於腹瀉、濕痹、筋脈拘攣、屈伸不利、水腫腳氣、肺痿、腸癰、淋濁、白帶等，薏仁還能增強激素調節功能和促進免疫系統、酶系統功能。

血糖生成指數低，適合糖尿病患者食用

含薏仁脂，有抗癌的功效

嘌呤含量低，適合痛風患者食用

低鈉，適合高血壓人群食用

熱量中等，肥胖症患者可適量食用

富含膳食纖維，可降低血脂

● 這麼吃不傷胃

薏仁煮粥養脾胃，每天50~100克為宜。將炒熟的薏仁磨碎，每天沖水喝，也有健脾止瀉、清熱去濕的功效。

● 養胃去病根

治脾胃虛弱｜薏仁富含蛋白質、澱粉、維生素B1及鈣、磷、鎂等，有助於脾胃的消化吸收，可輔助治療脾胃虛弱。

抗癌｜薏仁能增加激素調節功能和促進免疫系統和酶系統功能，對於細胞免疫、體液免疫有促進作用，能抑制艾氏腹水癌細胞的生長。

降血脂｜薏仁富含水溶性膳食纖維，使腸道對脂肪的吸收率降低，進而降低血脂。此外還能促進體內血液和水分的新陳代謝，幫助排便和排毒。

食用禁忌｜薏仁性微寒，所以虛寒體質的人不宜食用，孕期和經期的女性應避免食用，津液不足者也應該避免食用。

● 養胃搭配

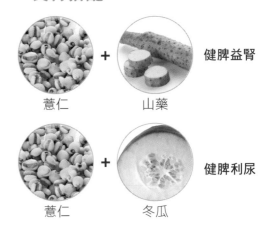

薏仁 + 山藥　　**健脾益腎**

薏仁 + 冬瓜　　**健脾利尿**

養胃除病特效方

薏仁粥

材料 薏仁50克，蜂蜜適量。

做法 將薏仁淘洗乾淨，加入適量水煮稀粥，再調入蜂蜜拌勻。

用法 每日1劑，分1~2次服用，連續食用3日。

功效 具有清化濕熱、涼血散結的功效，適用於面部痤瘡。

山藥薏仁粥

材料 山藥、薏仁各30克，紅棗20顆，肉桂0.5克。

做法 將薏仁淘洗乾淨；山藥洗淨，去皮切小塊；紅棗、肉桂洗淨。將這些食材一同放入鍋煮粥。

用法 早晚餐食用，每日1劑，連續食用4~5日。

功效 具有健脾益腎利尿的功效，適用於脾腎氣虛型妊娠高血壓綜合症。

冬瓜薏仁粥

材料 冬瓜（帶皮）500克，薏仁100克，鹽適量。

做法 將薏仁用水浸泡20分鐘；冬瓜洗淨，連皮切成塊狀，同放砂鍋內，加適量水，煮至薏仁熟爛，加入鹽，拌勻即成。

用法 早晚餐食用。

功效 具有清熱解毒、健脾去瘀的功效，適用於單純性肥胖症、脂肪肝、血脂異常、冠狀動脈疾病、高血壓、糖尿病等。

麥麩薏仁蓮棗羹

材料 麥麩、薏仁各50克，蓮子20克，紅棗12顆。

做法 將麥麩用小火反覆炒香。將薏仁、蓮子、紅棗用冷開水浸泡片刻，紅棗去核後，3味一起入鍋，加適量水，大火煮沸後，改小火煮至蓮子熟爛，薏仁、紅棗呈羹糊狀，調入麥麩，攪拌均勻即成。

用法 早晚餐食用。

功效 具有健脾減肥、養血益氣的功效，適用於單純性肥胖症、血脂異常、動脈硬化、冠狀動脈疾病、慢性腸炎等。

薏仁海帶雞蛋湯

材料 薏仁、海帶各20克，雞蛋2個，植物油、鹽、胡椒粉各適量。

做法 將海帶洗淨切條，與洗淨的薏仁一同放入壓力鍋內，加水燉至熟爛。油鍋燒熱，將打勻的雞蛋炒熟，立即將海帶、薏仁連湯倒入，加適量鹽、胡椒粉，燉煮片刻即可。

用法 佐餐食用。

功效 具有減肥健美、強心利尿、活血軟堅的功效，適用於單純性肥胖症、血脂異常、動脈硬化、冠狀動脈疾病、脂肪肝等。

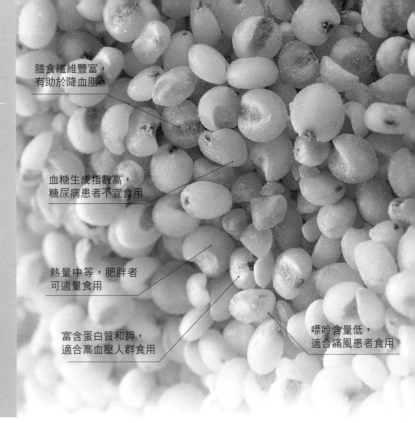

固腸胃促消化
高粱米

- 性溫，味甘、澀
- 歸脾、胃經

高粱米富含碳水化合物、蛋白質、膳食纖維、維生素B2等營養素，具有溫中健脾、固腸胃、促消化、止吐瀉的作用，是脾胃氣虛、消化不良、反覆嘔吐、消渴腹瀉、小便不利患者的理想食物。

膳食纖維豐富，有助於降血脂

血糖生成指數高，糖尿病患者不宜食用

熱量中等，肥胖者可適量食用

富含蛋白質和鉀，適合高血壓人群食用

嘌呤含量低，適合痛風患者食用

● 這麼吃不傷胃

高粱米磨成粉，和芝麻、紅棗一起煮食，可以改善脾胃氣滯、胃腹脹滿、消化不良，很適合經期的女性食用。

● 養胃去病根

緩解陰虛內熱｜高粱米是一種滋陰潤燥、清熱和胃的食物，與同時具有生津潤燥的甘蔗汁搭配，可以益氣生津，對陰虛內熱病症有很好的食療效果。

預防骨質疏鬆｜經常食用高粱米，能夠緩解體內鈣質的消耗，對治療中老年人的骨質疏鬆症有很大幫助。

防治痛風｜高粱米是低嘌呤食物，所含的鉀不僅能舒張血管，維持血壓穩定，還有利於尿酸鹽排出體外，痛風患者常吃有助於減緩症狀。

食用禁忌｜高粱米煮粥不宜加食用鹼，以免破壞其營養成分。高粱米含有丹寧，有收斂固脫的作用，所以便祕的人不宜食用。

● 養胃搭配

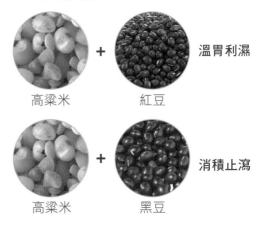

高粱米 + 紅豆　溫胃利濕

高粱米 + 黑豆　消積止瀉

養胃除病特效方

紅豆高粱粥

材料 紅豆120克，高粱米100克。

做法 將高粱米、紅豆淘洗乾淨，一起放入壓力鍋內，倒入適量水，蓋上蓋子，大火煮沸後，轉小火繼續煮25分鐘即成。

用法 早晚餐食用。

功效 具有健脾清熱、利水減肥的功效，適用於單純性肥胖症、暑熱症、尿道感染、高脂血症。

羊肉高粱粥

材料 羊肉、高粱米各100克，鹽適量。

做法 羊肉洗淨切成小丁，汆水後與淘洗乾淨的高粱米一起放入鍋中，加1000毫升的水，煮成稀粥，加鹽調味。

用法 每日1劑，分數次食用。

功效 具有開胃助消化的功效，適用於消化不良。肝火偏旺者不宜食用。

羊肉蘿蔔高粱粥

材料 高粱米30克，羊肉100克，白蘿蔔20克，蔥花、薑末、黃酒、五香粉、鹽、香油、陳皮、羊肉湯各適量。

做法 陳皮洗淨切碎；羊肉洗淨切薄片，放入鍋中，加羊肉湯、黃酒、五香粉、陳皮，煮至羊肉碎爛，再加入淘洗乾淨的高粱米和切成細丁的白蘿蔔，一起煮成稀粥，加入鹽、蔥花、薑末、香油調味即成。

用法 每日1劑，分數次食用。

功效 具有補中益氣、安心止驚、開胃消穀的功效，適用於產後腹痛。有痰火、濕熱、實邪、熱病的人不宜服用。

高粱南瓜餅

材料 高粱粉500克，南瓜1000克，鹽、蔥花、植物油各適量。

做法 將高粱粉加入適量溫水和成稀麵糊；南瓜洗淨去皮、子，擦成細絲，放入麵糊盆內，加入鹽、蔥花調勻。油鍋燒熱，用勺盛麵糊倒入鍋內，用鏟整成餅形，兩面烙黃即可。

用法 早晚餐食用。

功效 具有健脾開胃、利水利濕、降低尿酸的功效，適用於脾虛型痛風及消化不良等症狀。

高粱黑豆丸

材料 高粱米120克，黑豆60克，紅棗10顆，神麴適量。

做法 將高粱米、黑豆、神麴碾成粉；紅棗洗淨煮熟，留湯備用。用煮棗的湯將高粱米、黑豆、神麴粉調和，捏成餅後蒸熟，晾涼焙乾，軋成粉，放到鍋內炒成黃黑色，煉蜜為丸，每丸重約8克即成。

用法 每日晚飯後服用4丸。

功效 具有健脾益中、利氣開胃、消積止瀉的功效，適用於腹痛、腹瀉或胃氣不和引起的胃刺痛、嘔吐酸水等。

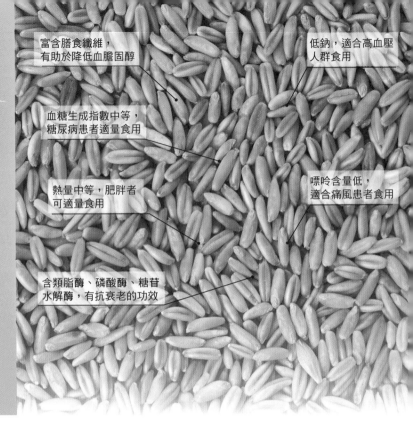

補脾胃抗衰老
燕麥

- 性溫，味甘
- 歸心、脾、腎經

燕麥具有補益脾胃、潤腸通便、排毒養顏、改善血液循環的作用。燕麥含有豐富的可溶性纖維，能延緩胃的排空，增加飽腹感；富含膳食纖維，能增加胰島素的敏感性，對降低血膽固醇也有很好的效果。

富含膳食纖維，有助於降低血膽固醇

低鈉，適合高血壓人群食用

血糖生成指數中等，糖尿病患者適量食用

熱量中等，肥胖者可適量食用

嘌呤含量低，適合痛風患者食用

含類脂酶、磷酸酶、糖苷水解酶，有抗衰老的功效

● 這麼吃不傷胃

煮粥是燕麥補益脾胃的主要食用方式；此外，還可以購買速食燕麥片，用開水沖服，也有很好的養脾胃功效。

● 養胃去病根

控血糖｜燕麥中胺基酸含量豐富，營養價值高，富含纖維及植物蛋白質，可降低血膽固醇，對血糖影響較小。

抗衰老｜燕麥所含有的類脂酶、磷酸酶、糖苷水解酶等多種活性物質，有延緩細胞衰老和抑制老人斑形成的功效。

防痛風｜燕麥富含膳食纖維，有助於膽固醇的排出，還能促進排便排毒。燕麥富含的鉀，能促進血尿酸排出體外，對痛風的併發症有全面的預防功效。

食用禁忌｜內火旺盛、肝肺熱燥者不宜多吃燕麥，體虛便溏者及孕婦需慎食。燕麥及燕麥片烹製時間不宜太長，否則會導致維生素流失。

● 養胃搭配

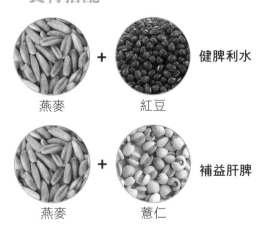

燕麥 ＋ 紅豆　　健脾利水

燕麥 ＋ 薏仁　　補益肝脾

養胃除病特效方

燕麥牛奶粥

材料　燕麥片150克，牛奶250毫升，白糖適量。

做法　鍋內加適量水燒沸，倒入燕麥片、牛奶煮沸，用勺不斷攪拌，加入白糖，即可出鍋。

用法　早晚餐食用。

功效　具有補益肺胃、生津潤腸的功效，適用於單純性消瘦症、消化性潰瘍、慢性胃炎、習慣性便祕等。

綠豆燕麥粥

材料　燕麥片100克，綠豆50克。

做法　將綠豆去雜，洗淨，放入鍋中，加適量水，煮至綠豆熟爛開花，放入燕麥片，攪勻即成。

用法　早晚餐食用。

功效　具有清暑降壓、去脂減肥的功效，對高血壓、血脂異常者尤為適宜，更適合肥胖症患者夏季食用。

燕麥片紅棗粥

材料　燕麥片100克，紅棗10顆。

做法　將紅棗洗淨，去核，加適量水煮沸，待棗爛後撒入燕麥片攪勻，再煮3~5分鐘即成。

用法　早晚餐食用。

功效　具有健脾養血、益氣生津的功效，適用於慢性氣管炎、失眠、貧血、血小板減少症、白細胞減少症等。

紅豆燕麥粥

材料　燕麥片100克，紅豆50克。

做法　將紅豆去雜，洗淨，放鍋內，加適量水，煮至紅豆熟爛開花，放入燕麥片，攪勻即成。

用法　早晚餐食用。

功效　具有健脾利水、降糖減肥的功效，適用於糖尿病、血脂異常、高血壓、脂肪肝。

燕麥麵

材料　燕麥粉500克，香菜末50克，黃瓜絲、白蘿蔔絲各100克，蒜蓉10克，鹽、醋、香油各適量。

做法　將燕麥粉和成麵團，做成劑子，搓成細條，輕輕疊放蒸籠中蒸熟。把蒜蓉、鹽、醋、香油調勻成滷汁。將麵條取出，抖散放入碗中，加黃瓜絲、香菜末、白蘿蔔絲，澆上滷汁，拌勻即成。

用法　當主食食用。

功效　具有健脾開胃、消積去瘀、利濕減肥的功效，適用於血脂異常、糖尿病等。

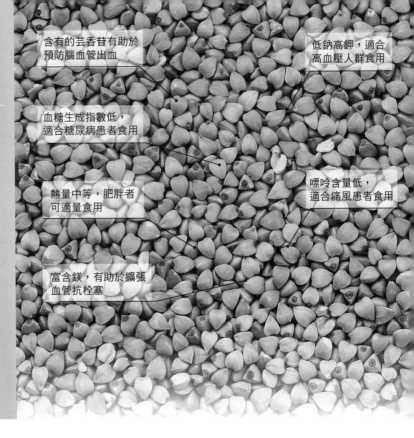

健脾除濕

蕎麥

- 性涼，味甘
- 歸脾、胃、大腸經

蕎麥富含鉀、鎂、膳食纖維等營養素，具有開胃寬腸、下氣消積、除煩利濕、清熱解毒等功效，適用於食積氣滯、腹部脹悶疼痛、腹瀉、便秘、痢疾、絞腸痧、帶下、癰瘡、丹毒、燙火傷等症狀。

含有的芸香苷有助於預防腦血管出血

低鈉高鉀，適合高血壓人群食用

血糖生成指數低，適合糖尿病患者食用

嘌呤含量低，適合痛風患者食用

熱量中等，肥胖者可適量食用

富含鎂，有助於擴張血管抗栓塞

● 這麼吃不傷胃

蕎麥一般磨成粉，做成麵餅、麵條、糕點等，能健脾除濕、下氣消積，對胃腸也有很好的滋養功效。

● 養胃去病根

控制血糖｜蕎麥的血糖生成指數低，經常食用蕎麥（特別是苦蕎），對控制血糖很有幫助。蕎麥中的某些黃酮成分、鋅、維生素E等，具有改善葡萄糖耐量的功效。

軟化血管｜蕎麥中富含的鎂能使血管擴張而抗栓塞，也有利於降低血清膽固醇。蕎麥中的芸香苷可以降低血脂，軟化血管，預防腦血管出血。

降血脂｜蕎麥有降脂護心、清熱降壓的功效，蕎麥中的鎂、芸香苷對降血脂、降血膽固醇有很好的效果，對脂肪肝有明顯的促進恢復作用。

食用禁忌｜蕎麥一次不能多吃，否則會造成消化不良。蕎麥性涼，脾胃虛寒、經常腹瀉、消化不良者不宜多食、久食。

● 養胃搭配

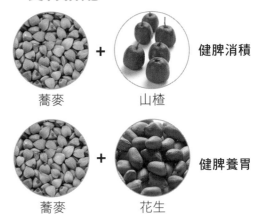

蕎麥　＋　山楂　　**健脾消積**

蕎麥　＋　花生　　**健脾養胃**

養胃除病特效方

蕎麥花生紅棗粥

材料 蕎麥100克，花生50克，紅棗10顆，冰糖適量。

做法 將蕎麥用水浸泡過夜，次日淘洗乾淨；花生、紅棗洗淨，用水浸泡1小時。把以上食材放入鍋內，倒入適量水，大火煮沸後，改用小火煮至熟爛，加入冰糖調味。

用法 當早餐食用，每日1劑。

功效 具有健脾養胃、清熱降壓、去脂健美的功效，適用於高血壓、冠狀動脈疾病、血脂異常等。

蕎麥蓮子粥

材料 蕎麥100克，蓮子50克，紅棗10顆，白糖適量。

做法 將蕎麥用水浸泡過夜，次日淘洗乾淨；蓮子、紅棗洗淨，用水浸泡1小時。把以上食材放入鍋內，加適量水，用大火煮沸，再改用小火煮至熟爛，加入白糖調味。

用法 當早餐食用。

功效 具有降脂護心、清熱降壓、強身健美的功效，適用於高血壓、冠狀動脈疾病、血脂異常等。

蕎麥山楂餅

材料 蕎麥粉500克，鮮山楂250克，陳皮、青皮、砂仁、枳殼、石榴皮、烏梅各10克，白糖100克。

做法 將陳皮、青皮、砂仁、枳殼、石榴皮、烏梅洗淨入鍋，加白糖和水，煎煮半小時，取汁，濃縮。山楂煮熟去核，碾成泥狀。將蕎麥粉用濃縮汁和成麵團，將山楂揉入麵團中，做成小餅烙熟即可。

用法 當點心食用。

功效 具有健脾消積、清熱利濕的功效，適用於慢性胃炎、消化性潰瘍、潰瘍性結腸炎等。

芝麻蕎麥餅

材料 蕎麥粉500克，老麵（水解開）50克，芝麻50克，雞蛋清2個，食用鹼6克（用水化開）。

做法 蕎麥粉、老麵用溫水揉成麵團，靜置發酵；芝麻淘洗乾淨；發酵麵團揉入鹼水，揉光滑，擀成大厚圓餅坯。平底鍋燒熱，將餅坯兩面刷上蛋清液，黏一層芝麻，用小火烙至兩面均呈金黃色、麵餅熟透即可。

用法 當主食食用。

功效 具有滋補肝腎、軟化血管、降壓調脂的功效，適用於阿茲海默症、冠狀動脈疾病、高血壓、血脂異常等。

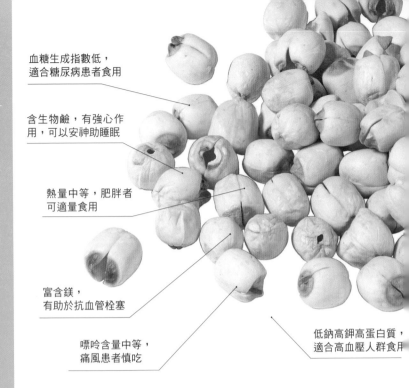

補脾防治胃炎
蓮子

- 性平，味甘、澀
- 歸脾、腎、心經

蓮子有「交心腎，厚腸胃、固精氣，強筋骨，補虛損，除寒濕」的功效，是脾胃虛弱、消化不良者的理想食材。蓮子中含有豐富的胡蘿蔔素和維生素C，能養心安神，還有預防慢性胃炎的功效。

血糖生成指數低，適合糖尿病患者食用

含生物鹼，有強心作用，可以安神助睡眠

熱量中等，肥胖者可適量食用

富含鎂，有助於抗血管栓塞

嘌呤含量中等，痛風患者慎吃

低鈉高鉀高蛋白質，適合高血壓人群食用

● 這麼吃不傷胃

蓮子宜先浸泡後去皮去心，煮爛後調入冰糖，適合中老年人調養脾胃；鮮嫩的蓮子可以生吃，但吃多了會傷脾胃。

● 養胃去病根

降壓降糖｜蓮子含有豐富的蛋白質、碳水化合物和鉀，有助於體內尿酸鹽溶解和排泄，促進體內代謝，發揮降血壓、降血糖的作用。

強心｜蓮子含有的生物鹼有顯著的強心作用，常吃蓮子有助於安神助睡眠、清熱降火，尤其是沒有去心的蓮子。

治滑精｜蓮子心所含的生物鹼不但有強心作用，對青少年多夢、遺精頻繁或滑精等症狀，也有很好的療效。

食用禁忌｜蓮子有澀腸止瀉的功效，外邪犯胃、中滿痞脹、大便乾結者不宜食用蓮子；有濕熱積滯症狀的急性痢疾患者不宜食用；痛風患者要少食。

● 養胃搭配

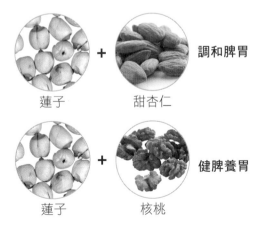

蓮子　＋　甜杏仁　　調和脾胃

蓮子　＋　核桃　　健脾養胃

養胃除病特效方

蓮子杏仁粥

材料　蓮子25克，甜杏仁、熟芝麻各10克，白米100克，白糖適量。

做法　將蓮子洗淨浸泡。甜杏仁用水浸泡去皮，小火炒熟，加熟芝麻，混合磨碎。蓮子、甜杏仁、芝麻與洗淨的白米共同煮粥，加白糖調味。

用法　每日1劑，早晚餐食用。

功效　具有調和脾胃的功效，適用於脾胃不和、飲食減少、食積不化等。

蓮子二豆粥

材料　蓮子30克，紅豆、綠豆各50克，白米100克。

做法　把蓮子、綠豆、紅豆除去雜質，淘洗乾淨，用水浸泡2小時；白米淘洗乾淨。把蓮子、紅豆、綠豆一起放入鍋內，加適量水，煮30分鐘後，加入白米，用小火煮熟即成。

用法　佐餐食用，每日1次。

功效　具有平肝、利水、除濕、消腫、解毒的功效，急性黃疸型肝炎患者可經常食用。

蓮子冰糖茶

材料　蓮子30克，茶葉5克，冰糖25克。

做法　將茶葉以沸水泡沏濃汁，然後將蓮子與冰糖加水燉爛，和入茶汁服用。

用法　每日1劑。

功效　具有健脾益腎的功效，適用於帶下病。

蓮子三鮮湯

材料　蓮子、萵苣片、雞胸肉片各50克，高湯750毫升，雞蛋清半個，太白粉、醬油、鹽各適量。

做法　將雞胸肉片放入碗中，加入雞蛋清、太白粉、鹽攪勻。鍋中加水燒開，放入雞胸肉片，煮沸後撈出。萵苣片和蓮子分別煮熟，撈出與雞肉片一起放入碗中，調入醬油、高湯即成。

用法　佐餐食用。

功效　具有滋養五臟、補虛強身的功效，適用於五臟虛損、體弱多病、貧血等。

蓮子核桃蒸蛋糕

材料　蓮子50克，核桃30克，葡萄乾10克，雞蛋5個，麵粉250克，奶油、白糖、蜂蜜、蘇打粉各適量。

做法　蓮子洗淨浸泡後搗爛；核桃打碎；雞蛋打散。雞蛋液、奶油、白糖、蜂蜜、麵粉、蘇打粉混合揉勻，置容器中攤平，將蓮子、核桃、葡萄乾均勻撒於表面，蒸20分鐘即成。

用法　當點心食用。

功效　具有養血補腦、增智安神的功效，適用於血虛、頭昏欲睡、失眠、早衰等。

養胃固腸止瀉
栗子

- 性溫,味甘
- 歸脾、胃、腎經

栗子性溫味甘,有健脾益氣、厚補腸胃、活血止血的功效,適用於脾胃虛寒引起的慢性腹瀉、噁心嘔吐,對外傷骨折、瘀血腫痛、皮膚生瘡、筋骨痛等也有很好的補益作用。

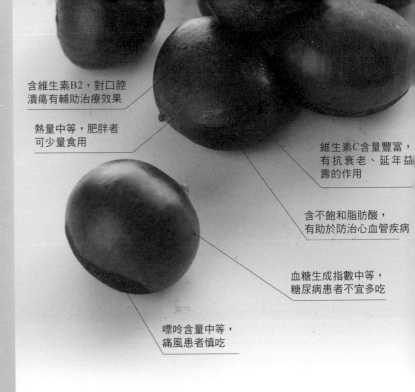

含維生素B2,對口腔潰瘍有輔助治療效果

熱量中等,肥胖者可少量食用

維生素C含量豐富,有抗衰老、延年益壽的作用

含不飽和脂肪酸,有助於防治心血管疾病

血糖生成指數中等,糖尿病患者不宜多吃

嘌呤含量中等,痛風患者慎吃

● 這麼吃不傷胃

栗子可以生食,味甘美,但熟食更有益於養脾胃,可做成菜品、糕點、小吃等。

● 養胃去病根

保護心血管 | 栗子富含不飽和脂肪酸和多種維生素,具有輔助治療高血壓、冠狀動脈疾病、動脈粥樣硬化的功效,是老年人防治心血管疾病、延年益壽、抗衰老的補養品。

防治口腔潰瘍 | 栗子富含維生素C和維生素B2,對口腔潰瘍有很好的食療效果,也能加快癒合小兒口舌生瘡。

補腎 | 栗子具有補腎強筋、活血止血的功效,適用於腎虛所致的腰膝酸軟無力、腰腳不遂、小便過多等症。

● 食用禁忌

生食栗子較難消化,熟栗子食後易滯氣,所以吃栗子宜少量細嚼。脾胃虛寒、消化不良者不宜食用,糖尿病患者不宜多吃。

● 養胃搭配

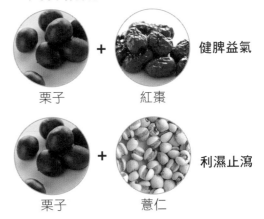

栗子 + 紅棗　　健脾益氣

栗子 + 薏仁　　利濕止瀉

養胃除病特效方

栗子大蒜粥

材料 紫皮大蒜30克，栗子肉50克，白米100克。

做法 白米淘洗乾淨；大蒜去皮，放沸水中煮1分鐘後撈出，然後取栗子肉、白米，放入煮蒜水中煮成稀粥，再將蒜放入粥內，同煮為粥。

用法 溫熱食用，每日2劑。

功效 具有消炎、健胃、止痢的功效，適用於痢疾、腸炎等。

栗子山藥蛋黃粥

材料 栗子肉、山藥各50克，熟雞蛋黃3個，小米100克。

做法 山藥洗淨去皮，切成小塊，栗子肉、小米洗淨，與山藥一起入鍋，加水煮粥，快熟時將熟雞蛋黃搗碎，調入粥中即成。

用法 空腹食用，每日1劑。

功效 具有養胃固腸止瀉的功效，適用於慢性腹瀉、營養不良等。

栗子扒雙菜

材料 栗子肉100克，白菜、油菜各150克，蔥花、植物油、黃酒、醋、醬油、薑汁、太白粉、香油、鹽、清湯各適量。

做法 將白菜、油菜擇洗乾淨，切成條後焯水。油鍋燒熱，用蔥花熗鍋，加清湯，放栗子肉，加黃酒、醋、醬油、薑汁、鹽，將栗子肉煮熟，放入白菜、油菜，開鍋後，用太白粉勾芡，淋入香油即成。

用法 佐餐食用。

功效 具有清熱涼血、解毒消腫的功效，適用於肺炎、消化系統惡性腫瘤等。

栗子百果羹

材料 熟栗子肉150克，葡萄乾35克，去核蜜棗100克，冬瓜50克，青梅25克，白糖、藕粉各適量。

做法 將熟栗子肉與蜜棗及洗淨的冬瓜、青梅切成葡萄乾大小的碎粒；藕粉用適量水在碗內調好。將以上切好的食材與洗乾淨的葡萄乾放入鍋內，加水燒開，加入白糖，用調好的藕粉勾薄芡即成。

用法 佐餐食用。

功效 具有滋補潤肺、生津止渴的功效，適用於肺結核。

栗子核桃泥

材料 栗子肉125克，核桃250克。

做法 將栗子肉蒸熟後，同核桃共搗為泥。

用法 每次食用10克，每日3次。

功效 具有補腎強腰的功效，適用於腎虛所致的腰膝酸軟等。

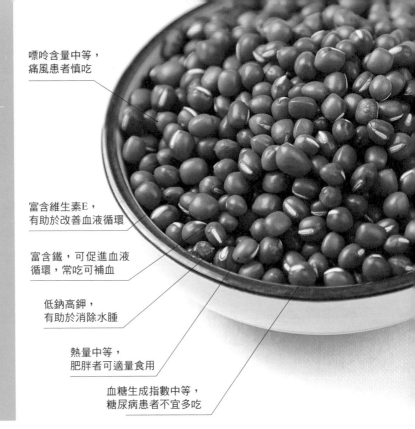

健脾止瀉
紅豆

- 性平,味甘、酸
- 歸心、小腸經

紅豆具有健脾養胃、利水消腫、清熱解毒等功效。現代營養學認為,紅豆含有的碳水化合物、脂肪、蛋白質、膳食纖維、胡蘿蔔素以及維生素B2、維生素B5等營養成分,非常有利於養脾胃。

嘌呤含量中等,痛風患者慎吃

富含維生素E,有助於改善血液循環

富含鐵,可促進血液循環,常吃可補血

低鈉高鉀,有助於消除水腫

熱量中等,肥胖者可適量食用

血糖生成指數中等,糖尿病患者不宜多吃

● 這麼吃不傷胃

紅豆每次吃50克為宜,食用過量或久食都會引起胃熱熾盛、氣滯中滿;煮粥、做豆沙或豆粉等都有助於健脾養胃。

● 養胃去病根

補血｜紅豆富含鐵,常吃可以補血,促進血液循環,增強體力與抵抗力,使人氣色紅潤,同時還有補充經期營養、舒緩痛經的作用。

消水腫｜紅豆富含維生素E、鉀、鎂、磷、鋅、硒等營養素,具有消腫解毒、和血排膿的功效,適用於水腫、腹瀉、黃疸、癰腫瘡毒、便血、小便不利等。

防治腎炎｜紅豆是高鉀食物,還含有較為豐富的皂素,具有良好的利尿、消水腫的功效,能防治腎炎,對腎結石也有很好的防治作用。

食用禁忌｜紅豆性善下行,通利水道,所以體型瘦小、尿頻、體質燥熱者不宜過度食用。紅豆的嘌呤含量中等,痛風患者慎食。

● 養胃搭配

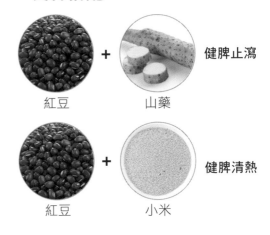

紅豆 ＋ 山藥　　健脾止瀉

紅豆 ＋ 小米　　健脾清熱

養胃除病特效方

紅豆泥

材料 紅豆500克，紅糖50克，植物油適量。

做法 將紅豆洗乾淨，放入鍋內加水，用大火燒開後，轉小火燜爛，攪碎成豆沙。鍋內倒適量植物油，加入紅糖炒至溶化，倒入豆沙，改用中火炒勻即成。

用法 當點心食用。

功效 具有健脾利水、解毒消腫、補充鐵質的功效，適用於脾腎不足引起的水腫、腹脹、腹瀉、癰腫瘡毒等。

紅豆小米粥

材料 紅豆蓉200克，小米150克。

做法 將小米淘洗乾淨，放入鍋內，加入適量水，用小火煮至半熟時，加入紅豆蓉，繼續熬至小米軟爛、粥黏稠時即成。

用法 早晚餐食用。

功效 具有健脾清熱、利水減肥的功效，適用於泌尿系統感染、血脂異常。

紅豆山藥羹

材料 紅豆、山藥各30克，白糖適量。

做法 山藥洗淨去皮，切成小塊。將紅豆洗淨，放入鍋中，加水煮至半熟，加入山藥，繼續煮至熟，調入適量白糖。

用法 早晚餐食用。

功效 具有清熱解毒、健脾止瀉的功效，適用於慢性腸炎。

榛子紅豆羹

材料 榛果150克，紅豆100克，白糖適量。

做法 將榛果、紅豆分別洗淨，一起入鍋，加適量水，先用大火燒開，再轉用小火熬煮至熟，加白糖調味即成。

用法 日服1劑。

功效 具有補益脾胃、利水除濕的功效，適用於經期水腫。

紅豆高粱粥

材料 紅豆120克，高粱米100克。

做法 將高粱米、紅豆淘洗乾淨，一同放入壓力鍋內，倒入適量水，蓋上蓋子，大火燒沸後，蓋上閥，轉小火繼續煮25分鐘即成。

用法 早晚餐食用。

功效 具有健脾清熱、利水減肥的功效，適用於單純性肥胖症，對兼有尿道感染、高脂血症者尤為適宜。

益氣補血

黃豆

- 性平，味甘
- 歸脾、大腸經

黃豆富含蛋白質、脂肪、維生素和膳食纖維，具有益氣養血、健脾寬中、清熱解毒、潤燥消水的功效，適用於氣血虛弱、乏力消瘦、疳積下利、消化不良、小便不利、癰腫瘡瘍等。

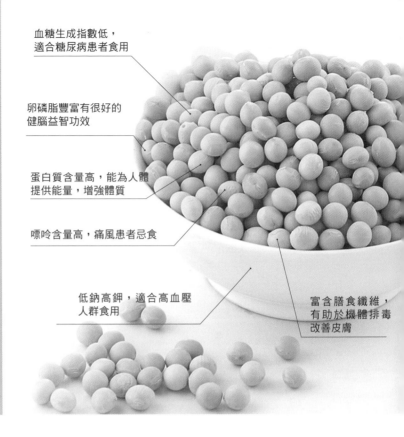

血糖生成指數低，適合糖尿病患者食用

卵磷脂豐富有很好的健腦益智功效

蛋白質含量高，能為人體提供能量，增強體質

嘌呤含量高，痛風患者忌食

低鈉高鉀，適合高血壓人群食用

富含膳食纖維，有助於機體排毒改善皮膚

● 這麼吃不傷胃

補益氣血時宜煮食，或與其他補益食物和藥物一同煮食；如用其健脾消食、潤燥利水時，則宜用豆漿。

● 養胃去病根

軟化血管｜黃豆及其製品對心血管有特殊的作用，可有效降低血清膽固醇，幫助緩解動脈血管受到損害，黃豆中的皂素和卵磷脂能清除附在血管壁上的膽固醇，軟化血管。

排毒｜黃豆富含膳食纖維，能促進身體排毒，加速新陳代謝，令肌膚保持細膩富有彈性，對改善皮膚乾燥粗糙、頭髮乾枯大有益處。

益智｜黃豆中含有豐富的卵磷脂，是人體大腦細胞的重要組成部分，常吃黃豆有很好的益智功效，有助於保障大腦功能正常。

● 食用禁忌

整粒黃豆食之不易消化，食用時要細嚼慢嚥，這樣才有利於消化和吸收。炒黃豆性溫燥，難以消化，多食之後可引起食積、腹脹、口燥、便祕，所以脾胃虛弱者不宜多吃。

● 養胃搭配

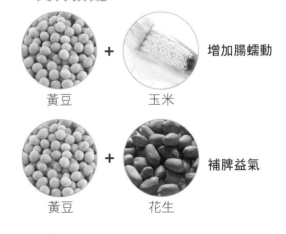

黃豆　＋　玉米　　增加腸蠕動

黃豆　＋　花生　　補脾益氣

養胃除病特效方

————花生杏仁豆漿————

材料　花生30克，甜杏仁15克，黃豆40克。

做法　將花生、甜杏仁、黃豆洗淨後，加水浸泡至軟，一起研磨成漿汁，濾去渣，倒入鍋內，加適量水，小火煮沸後繼續煮2~3分鐘。

用法　每日1劑，分2次飲用。

功效　具有止咳潤肺、潤腸通便、補脾益氣的功效，適用於慢性支氣管炎等。

————花椒煮黃豆————

材料　黃豆30克，花椒3克，鹽適量。

做法　將黃豆和花椒洗淨，一起放入鍋中，加500毫升水，大火燒開後改用小火煮至豆爛熟，加鹽即成。

用法　連湯帶豆食用。

功效　具有健脾寬中、和胃止嘔、散寒止痛、回乳的功效。適用於產後乳汁自出。

————香菜豆汁————

材料　黃豆汁150毫升，香菜25克，檸檬汁15毫升，蜂蜜20毫升。

做法　黃豆汁入鍋，大火煮沸；香菜洗淨，入沸水鍋中燙一下，取出後切碎，用紗布包起來，絞取汁液。將黃豆汁和香菜汁調入蜂蜜、檸檬汁，調勻即成。

用法　每日早晚分飲。

功效　具有補腎開胃、健腦益智的功效，適用於食欲不振、慢性胃炎、自汗盜汗等。

————花生黃豆糕————

材料　芝麻、花生、黃芪、核桃、黃豆各100克，炒米粉500克，紅糖、熟豬油等各適量。

做法　將芝麻、花生、核桃、黃豆洗淨，用小火炒酥，磨成粉；黃芪洗淨，切成薄片烘乾，磨成細粉。將上述粉末與炒米粉攪拌均勻。將紅糖用開水化開後，加入熟豬油，倒入混合粉末中拌勻，用模具製成糕點即成。

用法　當點心食用。

功效　具有養顏潤膚、補脾益腎、益氣生血的功效，適用於氣血不足之失眠等。

————胡蘿蔔纓豆羹————

材料　胡蘿蔔纓350克，黃豆100克，鹽、蔥花、植物油各適量。

做法　將胡蘿蔔纓去雜洗淨，焯水後撈出洗淨切段；黃豆浸泡，磨碎成豆沫。油鍋燒熱，入蔥花煸香，加入胡蘿蔔纓煸炒，加入鹽炒至入味，放豆沫燒熟即可。

用法　佐餐食用。

功效　具有健脾寬中、潤燥消水、明目的功效，適用於腹脹等。

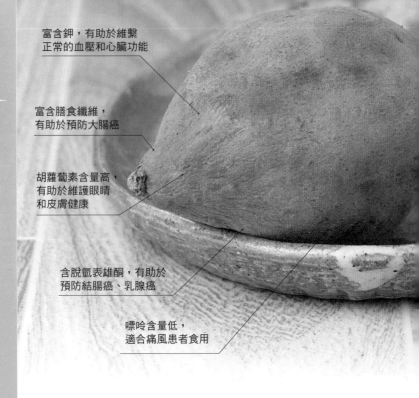

健脾胃治便祕

番薯

- 性平，味甘
- 歸脾、腎、肺經

番薯低脂肪，富含蛋白質、維生素、果膠、胺基酸，能補中和血、益氣生津、健脾胃、通便祕，還能減少皮下脂肪的堆積，是脾胃虛弱、消化不良、食欲缺乏、高膽固醇、肥胖、腸燥便祕者的理想食物。

富含鉀，有助於維繫正常的血壓和心臟功能

富含膳食纖維，有助於預防大腸癌

胡蘿蔔素含量高，有助於維護眼睛和皮膚健康

含脫氫表雄酮，有助於預防結腸癌、乳腺癌

嘌呤含量低，適合痛風患者食用

● 這麼吃不傷胃

番薯要燒熟燒透，以破壞其中的氣化酶，使澱粉分解成麥芽糖，更利於腸胃消化吸收；番薯不宜冷吃和空腹吃。

● 養胃去病根

抗衰老｜番薯中含有類似雌性激素的物質，有利於保持皮膚細膩、延緩衰老。番薯還含有一種稱為「脫氫表雄酮」的物質，可以預防結腸癌和乳腺癌。

減肥｜番薯低脂肪、水分多，其熱量比米飯低20%，並含有較多的維生素和胺基酸，可以減少皮下脂肪的堆積，避免過度肥胖。

降血壓｜番薯富含鉀元素，能夠促進人體細胞液和電解質保持平衡，維繫正常的血壓和心臟功能。

食用禁忌｜番薯含澱粉較多，同時能刺激胃腸蠕動，因此慢性腸胃炎患者不宜食用。也不要空腹吃番薯，以免引起泛酸、火燒心等症狀。

● 養胃搭配

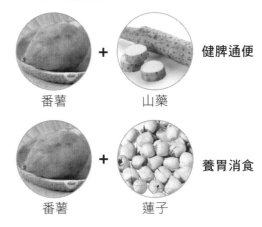

番薯 ＋ 山藥　　健脾通便

番薯 ＋ 蓮子　　養胃消食

養胃除病特效方

番薯粥

材料 番薯250克，白米100克，白糖適量。

做法 將番薯洗淨，連皮切成小塊，與淘洗淨的白米同煮稀粥，待粥熟時，加入白糖，再煮2~3沸即成。

用法 早晚餐食用。

功效 具有健脾養胃、益氣通乳、澀精的功效，適用於夜盲症、大便帶血、便祕、遺精淋濁等。

金銀飯

材料 番薯100克，小米50克，白米80克。

做法 將小米、白米淘洗乾淨；番薯洗淨去皮，切成小方塊。將小米、白米先放入鍋內，倒入適量水，用大火煮沸後，改用小火燜至八成乾，加入番薯塊燜熟即成。

用法 當主食食用。

功效 具有健脾通便的功效，適用於便祕。

醋溜番薯絲

材料 番薯500克，植物油、鹽、醋、花椒、蔥花、薑末各適量。

做法 將番薯洗淨去皮，切成3公分長的條絲，放入冷水內泡一會撈出，瀝乾水分。油鍋燒熱，把花椒炸香撈出，加入蔥花、薑末、番薯絲煸炒，加入鹽、醋，翻炒至熟即成。

用法 佐餐食用。

功效 具有補脾健胃、潤腸通便排毒的功效，適用於便祕等。

番薯薄餅

材料 番薯粉500克，蔥花20克，植物油、鹽各適量。

做法 將番薯粉放入盆內，加鹽、適量水調勻成稀糊狀。將平底鍋燒熱，倒適量植物油抹光滑，倒入番薯糊，立即晃鍋，使麵糊鋪滿鍋底，撒上蔥花，用小火烙至兩面香脆後，鏟起裝盤即成。

用法 當點心食用。

功效 具有健脾開胃的功效，適用於陰虛陽亢型甲亢患者。

薯粉羹

材料 番薯粉200克，蜂蜜適量。

做法 番薯粉中加適量涼開水，調勻後用沸水沖煮，至熟時裝入碗中，加蜂蜜調服。

用法 隨量食用。

功效 具有健脾消積、寬腸解毒的功效，適用於小兒營養不良等。

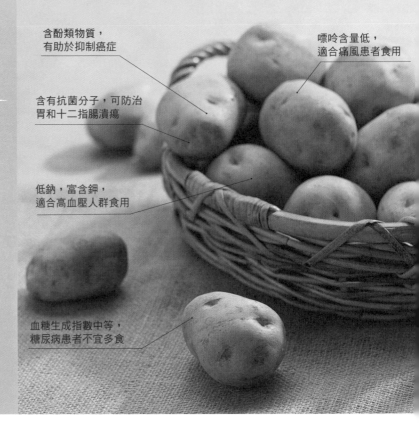

養胃助消化
馬鈴薯

- 性平,味甘
- 歸胃、大腸經

中醫認為馬鈴薯有和胃調中、健脾益氣的功效,是調養脾胃的好食物。馬鈴薯含有一種治療潰瘍的抗菌分子,與抗生素相比,不僅可以防治胃潰瘍、十二指腸潰瘍,而且不會產生抗藥性,沒有副作用。

含酚類物質,有助於抑制癌症

含有抗菌分子,可防治胃和十二指腸潰瘍

嘌呤含量低,適合痛風患者食用

低鈉,富含鉀,適合高血壓人群食用

血糖生成指數中等,糖尿病患者不宜多食

● 這麼吃不傷胃

馬鈴薯炒、燉、涼拌、蒸、煮,都是養脾胃的食用方式;油炸的薯條、薯片不宜多吃,以免影響脾胃功能。

● 養胃去病根

緩解痛風 | 馬鈴薯是低嘌呤食物,是防治痛風的理想食物,不僅能促進體內尿酸的排出,還能降血壓、血膽固醇,緩解痛風的併發症。

抗癌 | 新鮮馬鈴薯含有酚類物質,對癌症具有很好的抑制作用,將新鮮馬鈴薯製成汁飲用,效果最佳,而且馬鈴薯汁是很好的制酸劑,對改善消化不良也很有效。

防治抑鬱 | 馬鈴薯含有豐富的鋅、鐵、鉀、維生素等營養素,能很好地調節鬱悶、灰心喪氣、焦慮不安等負面情緒,改善精神狀態。

● 食用禁忌

發芽、變綠的馬鈴薯中龍葵素的含量更高,容易引起中毒,應忌食。馬鈴薯血糖生成指數中等,所以糖尿病患者不宜過多食用;馬鈴薯容易產氣,腹脹、腹痛者忌食。

● 養胃搭配

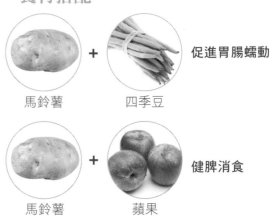

馬鈴薯 + 四季豆　　促進胃腸蠕動

馬鈴薯 + 蘋果　　健脾消食

養胃除病特效方

醋溜馬鈴薯絲

材料 馬鈴薯200克，辣椒、醋、鹽、植物油各適量。

做法 馬鈴薯去皮洗淨，切絲，放入水中浸泡，儘量洗掉澱粉。油鍋燒熱，放入辣椒熗鍋，再放入馬鈴薯絲翻炒，最後加鹽、醋，翻炒數下即可。

用法 佐餐食用。

功效 具有健脾開胃、減肥美容、調理體虛的功效，而且易於消化吸收。

馬鈴薯蘋果粥

材料 馬鈴薯、蘋果各1個，海帶鮮湯200毫升，白米50克。

做法 將白米洗淨放入水中浸泡；馬鈴薯和蘋果洗淨去皮，將馬鈴薯燉爛之後搗成泥，蘋果去核搗成泥狀。將白米放入鍋內煮粥，至七成熟時放入馬鈴薯泥、蘋果泥和海帶鮮湯，以小火繼續煮熟即可。

用法 每日可吃2~3次，每次1小碗。

功效 具有清熱利咽、健脾消食的功效，適用於感冒。

葡萄乾馬鈴薯泥

材料 馬鈴薯50克，葡萄乾8克，蜂蜜適量。

做法 將葡萄乾用溫水泡軟切碎；馬鈴薯洗淨，去皮蒸熟，趁熱做成泥。將炒鍋加適量水，放入馬鈴薯泥及葡萄乾，用小火煮，熟時加入蜂蜜調勻即可。

用法 隨量食用。

功效 具有潤腸通便的功效，適用於小兒便祕。

茄汁馬鈴薯

材料 馬鈴薯200克，嫩黃瓜2條，番茄汁15毫升，鹽、熟火腿末各適量。

做法 將馬鈴薯洗淨去皮，切成細絲，焯水後撈出，晾涼後放入碗中，撒上適量鹽，拌勻。將嫩黃瓜洗淨切成細絲，放在馬鈴薯絲上，澆上番茄汁，拌勻後扣入盤中。將熟火腿末均勻地撒在盤內即成。

用法 佐餐食用。

功效 具有健胃消食、通腸利便的功效，適用於便祕。

番茄馬鈴薯汁

材料 番茄200克，馬鈴薯150克。

做法 馬鈴薯洗淨去皮切塊，加水300毫升煮30分鐘，濾出清汁。將番茄洗淨，榨成汁液，與馬鈴薯汁混合。

用法 當飲料飲用。

功效 具有健脾養胃的功效，適用於胃潰瘍。

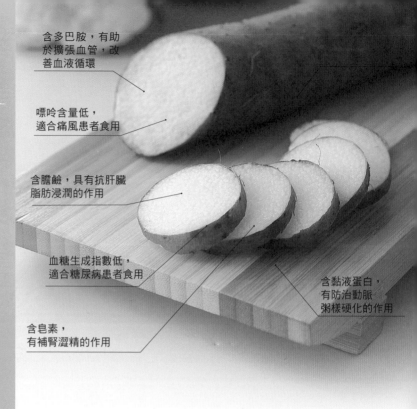

健脾補肺降血糖

山藥

- 性平，味甘
- 歸脾、肺、腎經

山藥所含的消化酶能促進蛋白質和澱粉的分解，促進食物消化吸收。山藥中獨有的黏蛋白能滋潤胃黏膜，保護胃壁，發揮健胃強胃的作用。山藥健脾利濕，很適合脾虛、消化不好的人食用。

含多巴胺，有助於擴張血管，改善血液循環

嘌呤含量低，適合痛風患者食用

含膽鹼，具有抗肝臟脂肪浸潤的作用

血糖生成指數低，適合糖尿病患者食用

含黏液蛋白，有防治動脈粥樣硬化的作用

含皂素，有補腎澀精的作用

● 這麼吃不傷胃

用山藥煮粥或燉菜，很適合調養脾胃；此外，把山藥烘乾，研磨成粉末，用水沖泡服用，有助於改善脾胃虛弱。

● 養胃去病根

補腎｜山藥能補腎氣，兼能滋養腎陰。適用於腎氣虛腰膝酸軟，夜尿頻多或遺尿，滑精早洩，女子帶下清稀及腎陰虛形體消瘦，腰膝酸軟，遺精等。

降血糖｜山藥自古便是治療糖尿病的藥食用兩用佳品。鮮山藥60克，牛奶100毫升，用攪拌機打成漿，早上空腹飲一杯，可有效降血糖。

補肺｜山藥能補肺氣，滋肺陰，所含的皂素有潤滑作用。治療肺虛咳嗽，可與太子參、南沙參等同用。

● 食用禁忌

山藥有一定的收斂作用，凡有濕熱及大便燥結者不宜食用。山藥不宜與鹼性的食物或藥物混用，以免使山藥所含的澱粉酶失效。

● 養胃搭配

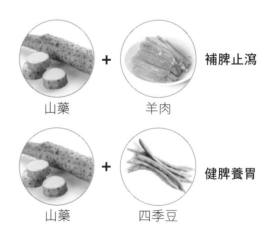

山藥 + 羊肉　**補脾止瀉**

山藥 + 四季豆　**健脾養胃**

養胃除病特效方

山楂山藥飲

材料 鮮山楂50克，山藥100克，太白粉15克，鹽適量。

做法 鮮山楂洗淨，去核後切成薄片。將山藥洗淨去皮，切成薄片，與山楂片同放入砂鍋，加適量水，大火煮沸後改用小火煨煮20分鐘，用太白粉勾芡，加鹽拌勻即成。

用法 早晚分服，或當點心隨意服食，當日吃完。

功效 具有健脾消食的功效，適用於各種營養不良。

山藥羊肉粥

材料 羊肉250克，山藥500克，糯米100克。

做法 將羊肉洗淨切碎，山藥洗淨去皮搗碎，一起加水煮爛，加入淘洗乾淨的糯米，再加適量水，一起煮粥即成。

用法 日服1劑，分數次食用。

功效 具有補脾止瀉、補氣暖胃的功效，適用於經行泄瀉。

山藥豆腐湯

材料 山藥200克，豆腐400克，蒜蓉、醬油、香油、鹽、蔥花、植物油各適量。

做法 將山藥洗淨去皮，切成小丁；豆腐焯水後切成丁。油鍋燒熱，爆香蒜蓉，倒入山藥丁煸炒，加適量水，煮沸後下豆腐丁，加入鹽、醬油燒至入味，撒上蔥花，淋上香油即成。

用法 佐餐食用。

功效 具有清熱利尿、健脾和胃的功效，適用於遺精、白濁帶下、子宮下垂、小便頻數等。

山藥蜜酒

材料 山藥350克，黃酒2000毫升，蜂蜜適量。

做法 將山藥洗淨去皮，切片；再將黃酒600毫升倒入砂鍋中煮沸，放入山藥，再煮沸後將餘酒慢慢倒入，山藥熟後取出，酒汁中加入蜂蜜，再煮沸即成。

用法 隨量飲用。

功效 具有潤肺健脾益氣的功效，適用於脾肺兩虛型慢性支氣管炎。

山藥炒四季豆

材料 山藥、四季豆各250克，荸薺150克，植物油、蒜泥、鹽、白糖、香油、太白粉各適量。

做法 將山藥洗淨去皮，切片；四季豆摘去兩頭，洗淨切段；荸薺洗淨去皮切片。油鍋燒熱，放山藥、四季豆、荸薺炒熟，加鹽、白糖、蒜泥調味，用太白粉勾芡，起鍋淋上香油即可。

用法 經常食用。

功效 具有健脾養胃、防癌抗癌的功效，常食對預防胃癌有一定作用。

消食清熱
荸薺

- 性寒,味甘
- 歸胃、肺經

荸薺味甜多汁、清脆可口,具有清熱解毒、涼血生津、利尿通便、化濕去痰、消食除脹的功效,適用於急性腸炎、便祕、肺熱咳嗽、痰黃、咳血、慢性咽炎、喉炎、痔瘡出血等。

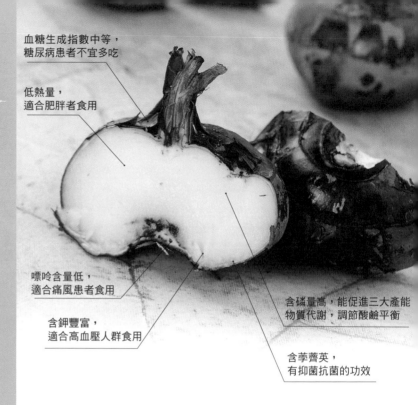

血糖生成指數中等,糖尿病患者不宜多吃

低熱量,適合肥胖者食用

嘌呤含量低,適合痛風患者食用

含鉀豐富,適合高血壓人群食用

含磷量高,能促進三大產能物質代謝,調節酸鹼平衡

含荸薺英,有抑菌抗菌的功效

● 這麼吃不傷胃

荸薺雖然可以生食,但建議最好熟食,水生的荸薺易受薑片蟲的幼蟲浸染,生吃易感染薑片蟲病。薑片蟲的幼蟲寄居在腸道中,會引起腸黏膜發炎。

● 養胃去病根

降血壓|荸薺具有降壓調脂的功效,可以把荸薺與海帶同煮,冷卻後當飲料飲用,很適合高血壓患者經常飲用。

抗菌抗癌|荸薺中含有一種不耐熱的抗菌成分—荸薺英,對金黃色葡萄球菌、大腸桿菌、產氣桿菌及綠膿桿菌均有抑制作用。此外,荸薺還含有防治癌症的有效成分。

促進代謝|在所有鱗莖類蔬菜中,荸薺中的磷含量很高,磷元素可以促進人體發育,同時可以促進體內的碳水化合物、蛋白質和脂肪三大產能物質的代謝,調節酸域平衡。

● 食用禁忌

荸薺性寒,脾胃虛寒者應當慎用,消化不良者也不宜多食。

● 養胃搭配

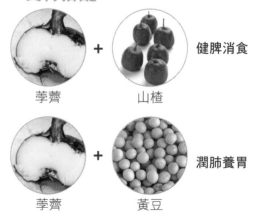

荸薺 + 山楂　健脾消食

荸薺 + 黃豆　潤肺養胃

養胃除病特效方

荸薺山楂羹

材料 山楂糕150克，荸薺5個，白糖30克，太白粉適量。

做法 將山楂糕碾成細泥；荸薺洗淨，去皮後拍鬆剁碎，放入碗中，用水和勻。鍋加水，倒入白糖煮至溶化，再用太白粉勾芡，加入山楂糕泥、荸薺末，攪勻出鍋即成。

用法 早晚餐食用。

功效 具有健脾消食、活血化瘀、生津止渴的功效，適用於消化性潰瘍、慢性胃炎等。

荸薺豆漿

材料 荸薺100克，豆漿250毫升，白糖25克。

做法 將荸薺洗淨去皮，用沸水燙約1分鐘，放在臼內搗爛，再用潔淨紗布濾汁。豆漿燒沸，摻入荸薺汁水，待再次煮沸後倒入碗中，加白糖調味即成。

用法 每日服2~3次。

功效 具有潤肺養胃、清熱生津、止咳化痰的功效，適用於咳嗽、便血等。

海蜇燉荸薺

材料 海蜇500克，荸薺600克，鹽、鮮湯、植物油、香油、蔥花、薑末各適量。

做法 將荸薺洗淨去皮，海蜇泡去鹽味，切成小塊。油鍋燒熱，下蔥花、薑末炒香，加入鮮湯、荸薺、鹽，小火燉約20分鐘，再下入海蜇燉5分鐘，淋香油起鍋即成。

用法 佐餐食用。

功效 具有止咳化痰、清熱消積的功效，適用於慢性支氣管炎。

空心菜荸薺飲

材料 空心菜、荸薺各500克。

做法 空心菜洗淨切段，荸薺洗淨去皮切片。將空心菜與荸薺同放入鍋中，加適量水煎湯即可。

用法 分2次代茶飲，每日1劑。

功效 具有清熱涼血、生津止渴、解暑利尿的功效，適用於夏季暑熱。

荸薺芥菜冬瓜飲

材料 荸薺500克，芥菜、冬瓜各120克。

做法 將荸薺洗淨去皮，切碎；芥菜和冬瓜洗淨，切碎。將荸薺、芥菜、冬瓜同放入鍋中，加適量水，煎湯即可。

用法 代茶飲。

功效 具有利尿滑竅的功效，適用於泌尿系統結石。

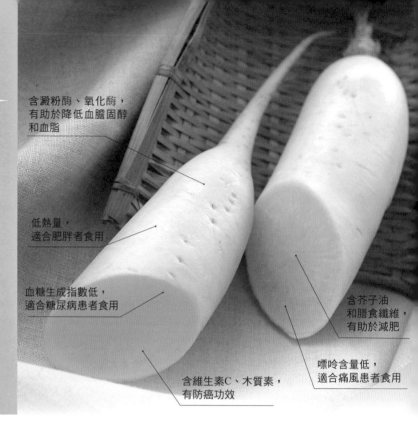

促進腸胃蠕動
白蘿蔔

- 性涼，味甘、辛
- 歸脾、肺經

白蘿蔔具有消食順氣、補虛治喘、利尿止渴的功效，適用於食積脹滿、胸悶氣喘、痢疾、偏正頭痛等。白蘿蔔中的澱粉酶和膳食纖維，能促進食物中的澱粉消化，防治胃腸道食物積滯和脹氣。

含澱粉酶、氧化酶，有助於降低血膽固醇和血脂

低熱量，適合肥胖者食用

血糖生成指數低，適合糖尿病患者食用

含芥子油和膳食纖維，有助於減肥

嘌呤含量低，適合痛風患者食用

含維生素C、木質素，有防癌功效

● 這麼吃不傷胃

白蘿蔔可生食也可熟食，不過白蘿蔔生食易產氣，而熟食的順氣效果好。

● 養胃去病根

控制血糖｜白蘿蔔熱量低，含水分較多，糖尿病患者食用後易產生飽腹感，減少食物的攝取量，保持合理的體重。

防治冠狀動脈疾病｜白蘿蔔中的澱粉酶、氧化酶可以分解食物中的脂肪和澱粉，促進脂肪的代謝，降低血膽固醇和血脂，防治冠狀動脈疾病。

減肥｜白蘿蔔含有的芥子油和膳食纖維，能促進胃腸蠕動，有助於體內廢物的排出，避免皮下脂肪堆積，經常食用有減肥的功效。

● 食用禁忌

白蘿蔔的理氣作用強，所以不宜與人參同食。白蘿蔔性偏寒涼而利腸，脾虛腹瀉者慎食或少食；胃潰瘍、十二指腸潰瘍、慢性胃炎、單純甲狀腺腫、先兆流產、子宮脫垂等患者忌吃。

● 養胃搭配

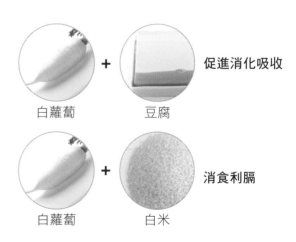

白蘿蔔 + 豆腐　　促進消化吸收

白蘿蔔 + 白米　　消食利膈

養胃除病特效方

——蘿蔔粥——

材料 白蘿蔔1根，白米100克，香油、鹽各適量。

做法 將白蘿蔔洗淨切碎，與淘洗淨的白米置於鍋內，加適量水煮成稀粥，再以香油、鹽調味即可食用。

用法 每日食1～2次，早晚餐溫熱食用。

功效 具有下氣寬中、化痰止咳、清熱止渴的功效，適用於咳喘多痰、胸腹脹滿、咽乾口渴、便祕等。

——白蘿蔔蜜飲——

材料 白蘿蔔1根，蜂蜜適量。

做法 將白蘿蔔洗淨，中間挖空加入蜂蜜，置鍋中，加水淹至一半，煮半小時即成。

用法 代茶飲，每日1劑。

功效 具有止咳化痰的功能，適用於慢性支氣管炎。

——蘿蔔梨飲——

材料 雪梨1個，白蘿蔔1根，薑片適量。

做法 將雪梨、白蘿蔔洗淨，切塊，和薑片一同放入砂鍋內，加適量水，煎煮取汁。

用法 當飲料飲用。

功效 具有清肺止咳化痰的功效，適用於慢性支氣管炎。

——蘿蔔甘蔗汁——

材料 白蘿蔔1根，甘蔗汁30毫升，紅葡萄酒適量。

做法 白蘿蔔洗淨，切塊煎湯。蘿蔔湯、甘蔗汁混勻，滴幾滴紅葡萄酒即成。

用法 每日分數次服，連服3~5天。

功效 具有清熱利咽、健脾消食的功效，適用於風熱感冒咽痛鼻乾、身熱、食欲不振等。

——橄欖蘿蔔粥——

材料 橄欖肉50克，白蘿蔔半根，白米100克，白糖適量。

做法 將橄欖肉、白蘿蔔洗淨切碎成米粒大小，再將白米淘洗乾淨，下鍋加適量水煮沸，放入橄欖肉、白蘿蔔和白糖共煮成粥。

用法 早晚餐食用。

功效 具有清熱解毒、生津止渴、清肺利咽的功效，適用於咽峽炎、煩熱乾渴、吐血、細菌性痢疾等。

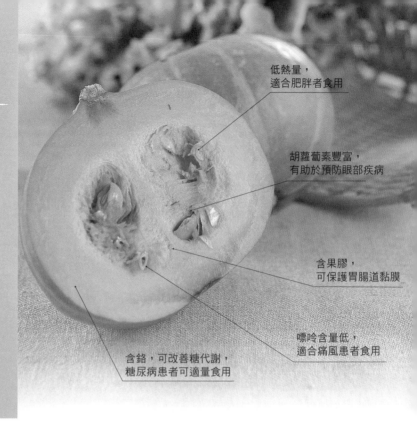

保護胃黏膜
南瓜

- 性溫，味甘
- 歸脾、胃經

南瓜含有豐富的胡蘿蔔素和維生素C，可以健脾，還能保護腸胃道黏膜，對預防胃炎、胃潰瘍有很大作用。南瓜很適合脾胃虛弱、營養不良、便祕的人食用。

低熱量，
適合肥胖者食用

胡蘿蔔素豐富，
有助於預防眼部疾病

含果膠，
可保護胃腸道黏膜

嘌呤含量低，
適合痛風患者食用

含鉻，可改善糖代謝，
糖尿病患者可適量食用

● 這麼吃不傷胃

南瓜既是蔬菜，又能作為主食，還可以把南瓜烘烤乾後磨成粉，用溫開水調勻後服用，都是養胃的好方式。

● 養胃去病根

控制血糖｜南瓜雖為接近血糖生成指數高的食物，但南瓜的鉻是合成胰島素必需的微量元素，鉻能改善糖代謝，適量食用對糖尿病患者有益。

保護視力｜南瓜中含有豐富的胡蘿蔔素，胡蘿蔔素在人體內轉化為維生素A，有助於保護視力，預防眼部疾病。

排毒｜南瓜能消除或減少食物中的農藥殘留，增強肝、腎臟細胞的再生能力，發揮抗禦食物中的毒素對人體侵襲的作用。

● 食用禁忌

南瓜性溫，多吃會助長濕熱，所以胃熱熾盛、氣滯中滿、濕熱氣滯者不宜多吃；患有腳氣、黃疸、腹脹、腹瀉者忌食。

● 養胃搭配

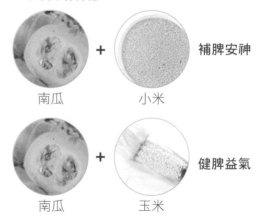

南瓜 ＋ 小米　　補脾安神

南瓜 ＋ 玉米　　健脾益氣

養胃除病特效方

麥麩南瓜粥

材料 青皮南瓜250克，麥麩、小米各50克。

做法 將青皮南瓜洗淨，切成小方塊，入鍋，加水煮至六成熟時，調入洗淨的小米，煮沸後，加麥麩，充分攪拌均勻，煮至小米熟爛即成。

用法 早晚餐食用。

功效 具有滋陰補腎、健脾止渴、降血糖的功效，適用於糖尿病、冠狀動脈疾病、高血壓、肥胖症等。

南瓜麥芽糖粥

材料 南瓜30克，麥芽糖20克，白米50克。

做法 將南瓜洗淨切丁，與淘洗乾淨的白米和麥芽糖一起入鍋，加適量水，用大火燒開，再轉用小火熬煮成稀粥。

用法 日服1劑，溫熱食用。

功效 具有補中、安胎的功效，適用於先兆流產。

南瓜海參粥

材料 南瓜60克，海參8克，白米或糯米100克。

做法 南瓜洗淨切丁；海參溫水浸泡後剖洗切片。將白米（或糯米）洗淨後與南瓜丁、海參片一起放入鍋中，加適量水煮粥即可。

用法 早餐空腹溫熱食用。

功效 具有補腎益精的功效，適用於肺癌胸痛。

南瓜飯

材料 白米250克，南瓜200克，豬油、蔥花各適量。

做法 將豬油、蔥花和削皮洗淨切塊的南瓜略炒備用。把洗好的白米與南瓜塊、蔥花倒入鍋中，加適量水煮飯，至飯熟有香味即可。

用法 經常食用。

功效 具有益中補氣、解毒止痛的功效，適用於胰腺癌血糖增高。

玉米南瓜餅

材料 玉米粉500克，南瓜1000克，鹽、蔥花、植物油各適量。

做法 將南瓜去皮、瓤，洗淨後切成細絲，放入盆內，加入玉米粉、蔥花、鹽和適量水，拌勻成稀糊狀。平底鍋放入適量油燒熱，用勺盛糊入鍋內，攤成餅，烙至兩面金黃即成。

用法 當主食食用。

功效 具有健脾益氣、解毒降糖的功效，適用於慢性胃炎、糖尿病、營養不良性水腫、習慣性便祕、痔瘡出血等。

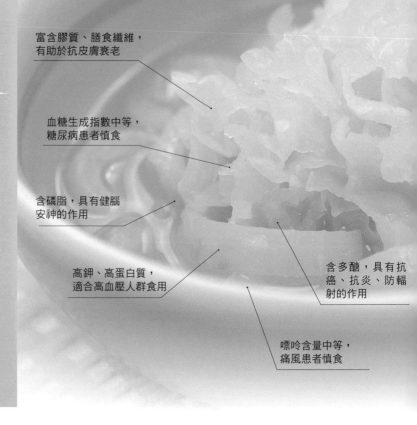

健脾生津
銀耳

- 性平，味甘、淡
- 歸肺、胃、腎經

中醫認為，銀耳能潤肺養胃、滋補生津、補肺益氣，對脾胃虛弱證、陰虛火旺證等有很好的食療效果，是清潤益胃的理想食物。銀耳中的膳食纖維，能促進胃腸蠕動，減少對脂肪的吸收，促進消化。

富含膠質、膳食纖維，有助於抗皮膚衰老

血糖生成指數中等，糖尿病患者慎食

含磷脂，具有健腦安神的作用

高鉀、高蛋白質，適合高血壓人群食用

含多醣，具有抗癌、抗炎、防輻射的作用

嘌呤含量中等，痛風患者慎食

● 這麼吃不傷胃

銀耳要泡發完全，煮至完全熟爛，進食時應該細嚼慢嚥，不僅有利於胃腸消化吸收，還可以避免腸梗阻。

● 養胃去病根

補腎 | 銀耳富含蛋白質、膳食纖維、維生素、膠質等營養成分，具有強精、補腎、強心、和血、壯身、補腦、提神、美容、延年益壽的功效。

抗衰老 | 銀耳富含的膳食纖維和膠質，對皮膚角質層有良好的滋養作用，使皮膚滋潤富有彈性，有很好的抗衰老作用。

抗癌 | 銀耳中的多醣具有抗癌作用，其作用不同於細胞毒類藥物直接殺傷癌細胞，而是透過提高身體的免疫力間接抑制腫瘤的生長，還能增強腫瘤患者對放療、化療的耐受力。

● 食用禁忌

隔夜的銀耳不宜食用，因為在細菌的分解下，其所含的硝酸鹽會還原成致癌物亞硝酸鹽。風寒感冒、濕熱生痰咳嗽、有出血症患者忌食銀耳。

● 養胃搭配

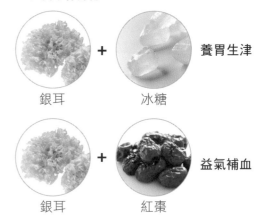

銀耳 ＋ 冰糖　養胃生津

銀耳 ＋ 紅棗　益氣補血

養胃除病特效方

銀耳紅棗粥

材料　銀耳10克，紅棗5顆，白米100克。

做法　將銀耳用冷水泡發，洗淨；再將白米、紅棗淘洗乾淨，加水煮粥，煮至半熟時再加入泡發好的銀耳，同煮至粥爛熟即可。

用法　日服1劑，溫熱食用。

功效　具有滋陰潤肺、養胃生津、益氣止血、補腦強心的功效，適用於痔瘡出血等。

番茄銀耳羹

材料　番茄250克，銀耳50克，冰糖適量。

做法　將銀耳用水泡發，洗淨，然後放入砂鍋中，加水熬至濃稠，再將番茄洗淨去皮，切碎搗爛，放入銀耳羹中，加入冰糖調味即完成。

用法　佐餐食用。

功效　具有滋陰降火、嫩膚養顏的功效，適用於高血壓、眼底出血、熱性病發熱、口乾渴、食欲不振等。

銀耳燉雞湯

材料　銀耳12克，雞湯1500毫升，鹽、黃酒、胡椒粉各適量。

做法　銀耳用溫水泡發，洗淨。把雞湯倒入鍋中，加入鹽、黃酒、胡椒粉燒沸，再加入銀耳燉成濃湯即可。

用法　飯前空腹趁溫熱食用。

功效　具有潤肺和胃、補虛強身的功效，適用於喉癌手術或放療後咽乾口渴。

銀耳豆漿

材料　銀耳20克，豆漿500毫升，雞蛋1個。

做法　將銀耳泡發；將雞蛋打散待用。煮豆漿時將泡發好的銀耳放入，豆漿煮沸以後，打入攪勻的蛋液，蛋熟後即成。

用法　早餐飲用。

功效　具有滋陰補氣，調脂減肥的功效，適用於血脂異常、脂肪肝等。

銀耳燉豆腐

材料　銀耳50克，嫩豆腐250克，香菜葉10克，鹽、香油、太白粉、鮮湯各適量。

做法　將銀耳泡發洗淨，焯水後裝盤。嫩豆腐壓碎成泥，加入鹽、香菜葉、太白粉攪成糊狀，裝入碗中，蒸5分鐘後取出裝在銀耳的盤子裡。鍋中加入鮮湯、鹽、燒沸後用適量太白粉勾芡，再淋入香油，澆在盤中即成。

用法　佐餐食用。

功效　具有滋陰清熱、美容減肥的功效，適用於單純性肥胖症、免疫功能低下、早衰、便祕等。

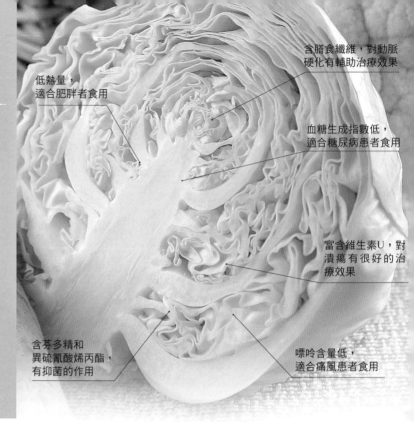

防治胃潰瘍

高麗菜

- 性平，味甘
- 歸胃、大腸經

高麗菜含有某種潰瘍癒合因子，能加速傷口癒合，對潰瘍有很好的治療作用。中醫認為高麗菜具有潤臟腑、益心力、利臟器等功效，對脾胃虛弱引起的消化不良、胃脘疼痛有很好的食療效果。

低熱量，適合肥胖者食用

含膳食纖維，對動脈硬化有輔助治療效果

血糖生成指數低，適合糖尿病患者食用

富含維生素U，對潰瘍有很好的治療效果

含芬多精和異硫氰酸烯丙酯，有抑菌的作用

嘌呤含量低，適合痛風患者食用

● 這麼吃不傷胃

醃製的高麗菜富含乳酸，能促進消化酶的活化，有健胃消食的功效，但含鹽也高，食用前最好用水沖洗一下。

● 養胃去病根

防治失眠｜高麗菜可補骨髓、潤肺臟、益心力、壯筋骨，清熱止痛，對失眠、睡眠品質不佳、多夢易睡、耳目不聰、關節屈伸不利有很好的食療效果。

緩解痛風｜高麗菜是低嘌呤食物，維生素和鉀的含量豐富，既可以減少尿酸的生成，又有利於尿酸的溶解和代謝，很適合痛風患者使用。

控制血糖｜高麗菜富含膳食纖維，含糖低，幾乎不含澱粉，很適合糖尿病患者、過重、過胖的人以及患有動脈粥樣硬化的人食用。

● 食用禁忌

胃腸出血者不宜食用，因為高麗菜的膳食纖維會刺激出血部位，導致疼痛加劇。腹腔和胸外腔手術後，腹瀉及胃炎、腸炎者不宜食用。患皮膚搔癢性疾病、咽部充血者也不宜食用。

● 養胃搭配

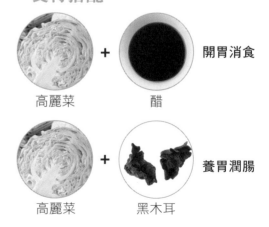

高麗菜　＋　醋　　開胃消食

高麗菜　＋　黑木耳　　養胃潤腸

養胃除病特效方

高麗菜蘋果汁

材料 高麗菜500克，蘋果1個，芹菜5根，檸檬汁適量。

做法 蘋果洗淨去核切小塊，高麗菜、芹菜洗淨，切成碎塊，分別放入果汁機中榨汁，然後將三汁混勻，調入適量檸檬汁即成。

用法 隨量飲用。

功效 具有降壓健身的功效，適用於高血壓病。

高麗菜沙拉

材料 高麗菜30克，胡蘿蔔20克，醋、橄欖油、葡萄乾、鹽、白糖各適量。

做法 高麗菜、胡蘿蔔分別洗淨切絲，焯水後撒上鹽輕輕搓揉，再用冷開水沖洗，瀝乾。葡萄乾洗淨切兩半。將醋、橄欖油、鹽、白糖拌勻製成沙拉醬，拌入以上食材中即可。

用法 隨量食用。

功效 具有開胃消食的功效，適用於小兒厭食症。

糖醋高麗菜

材料 高麗菜300克，醋、醬油、植物油、白糖、蔥花、薑末、蒜末、太白粉各適量。

做法 高麗菜洗淨，切片；將白糖、醋、醬油、太白粉調成汁。油鍋燒熱，加入蔥花、薑末、蒜末熗鍋，再放入高麗菜翻炒至斷生，隨即倒入調味汁，迅速炒勻，至汁液裹在菜上即成。

用法 佐餐食用。

功效 具有解毒和胃、散結消積的功效，適用於消化道潰瘍、動脈硬化、膽石症、便祕等。

高麗菜粥

材料 高麗菜200克，蝦米25克，豬肉末50克，糯米100克，鹽、植物油各適量。

做法 糯米淘洗後浸泡；將高麗菜清洗乾淨，切成細絲。油鍋燒熱，放入豬肉末、蝦米、高麗菜煸炒片刻，加入鹽調味後盛出。再將糯米淘洗淨煮成粥，倒入炒好的菜料，稍煮即成。

用法 早晚餐食用。

功效 具有益腎填髓、降脂通便的功效，適用於性欲減退、動脈硬化症、習慣性便祕。

蝦米高麗菜

材料 高麗菜500克，蝦米25克，蔥花、薑絲、鹽、白糖、醬油、黃酒、鮮湯、太白粉、香油、植物油各適量。

做法 將高麗菜洗淨切片，焯水後撈出瀝水。油鍋燒熱，下蔥花、薑絲稍煸，再放入蝦米、高麗菜稍炒，加入黃酒、醬油、鮮湯、鹽、白糖，燒至湯汁將盡時，用太白粉勾芡，淋上香油即成。

用法 佐餐食用。

功效 具有健脾和胃、補腎壯陽的功效，適用於消化性潰瘍、慢性胃炎、性欲低下、勃起功能障礙等。

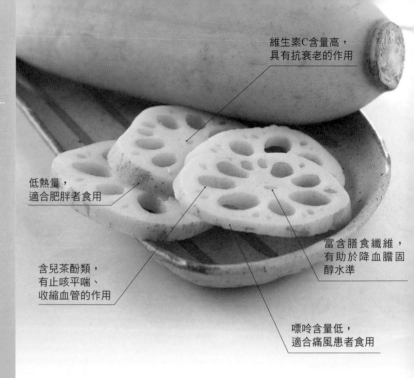

止血健胃
蓮藕

- 生性寒,熟性溫,味甘
- 歸心、脾、胃經

蓮藕中含有大量的鞣質,具有健脾止瀉的作用,能改善胃納不佳、食欲減退等症狀。蓮藕中的黏液蛋白和膳食纖維能促進人體內膽酸鹽、膽固醇和三酸甘油酯的代謝,減少脂類吸收,保護腸胃健康。

維生素C含量高,具有抗衰老的作用

低熱量,適合肥胖者食用

含兒茶酚類,有止咳平喘、收縮血管的作用

富含膳食纖維,有助於降血膽固醇水準

嘌呤含量低,適合痛風患者食用

● 這麼吃不傷胃

蓮藕用於清炒、涼拌、燉湯、煮粥,都是健胃的好選擇;還可以購買藕粉,用水沖飲,具有健胃、止血止瀉的作用。

● 養胃去病根

抗衰老 | 蓮藕中所含的維生素C、氧化酶以及過氧化酶等物質,可以防止不飽和脂肪酸被氧化過多,因此可以減少體內脂褐素的積累,具有抗衰老的作用。

止血 | 蓮藕生食具有益氣止血的功效,適用於熱病引起的咳血、吐血、鼻出血及產後出血等;熟食則有養血生肌、開胃消食、健脾止瀉的功效。

降膽固醇 | 蓮藕是低熱量食物,同時富含膳食纖維,能促進胃腸蠕動,因而能有效控制體重,有助於降低膽固醇。

● 食用禁忌

蓮藕生則性寒,不利於消化吸收,所以便溏腹瀉、脾胃虛弱者不宜生食蓮藕,孕婦也應忌食。生食蓮藕一定要洗淨,否則容易引起薑片蟲病,導致腸損傷和潰瘍,出現腹痛、腹瀉、消化不良等症狀。

● 養胃搭配

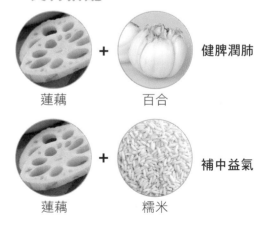

蓮藕 + 百合 　健脾潤肺

蓮藕 + 糯米 　補中益氣

養胃除病特效方

梨藕汁

材料　秋梨和蓮藕各500克。

做法　秋梨洗淨，去皮和核；蓮藕洗淨去藕節，切碎。將兩者一起放入榨汁機中榨汁即可。

用法　代茶頻飲。

功效　具有清肺潤燥、化痰止咳的功效，適用於肺熱燥咳、久咳痰少、咽乾喉燥。

鮮藕粥

材料　蓮藕200克，糯米100克，紅糖適量。

做法　將蓮藕洗淨切成小塊，與紅糖和淘洗乾淨的糯米一起入鍋，加1000毫升的水，用大火燒開，再轉小火熬煮成稀粥。

用法　溫熱食用。

功效　具有健脾止咳、養心和血的功效，適用於脾肺兩虛型慢性支氣管炎。

冷片蓮藕

材料　蓮藕250克，香油15毫升，辣椒油30毫升，花椒粉、醋、醬油、蒜蓉、薑絲、香菜、鹽各適量。

做法　將蓮藕去皮洗淨，切片；香菜洗淨切末。炒鍋加水燒開，倒入切好的藕片燙熟，撈出用涼開水漂涼，加調料拌勻即成。

用法　佐餐食用。

功效　具有止咳平喘、益氣醒酒、生津解渴的功效，適用於脾肺兩虛型慢性支氣管炎。

蓮藕花生湯

材料　蓮藕200克，花生50克，蓮子30克，白糖25克。

做法　將蓮藕洗淨，切片；花生洗淨，沸水浸泡後，剝去外衣，切碎；蓮子泡軟。三者一起放入鍋內，加水後適量同煮，調入白糖即成。

用法　隨量食用。

功效　具有消脂降壓的功效，適用於高血壓、血脂異常、冠狀動脈疾病、動脈粥樣硬化等症狀。

藕汁雞蛋羹

材料　藕汁100毫升，三七粉5克，雞蛋1個。

做法　將雞蛋打入碗內，加三七粉，用筷子攪打至勻。將藕汁倒入鍋內，加開水200毫升，煮沸後再倒入雞蛋，根據個人喜好加調味料，煮至雞蛋熟即可。

用法　每日1劑，月經前2日開始連服5~7日，可連服3~5個週期。

功效　具有涼血止血、活血化瘀的功效，適用於月經不調。

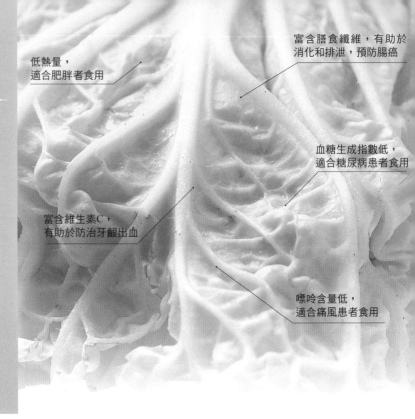

潤腸排毒防腸癌
白菜

- 性平，味甘
- 歸大腸、胃經

白菜中的膳食纖維能增加胃腸蠕動，減少糞便在腸道內的存留時間，幫助消化和排泄，防止大便乾結，進而減少各種毒素與胃腸黏膜的接觸時間，減少對胃腸黏膜的刺激，對預防腸癌也有很大效用。

低熱量，
適合肥胖者食用

富含膳食纖維，有助於消化和排泄，預防腸癌

血糖生成指數低，
適合糖尿病患者食用

富含維生素C，
有助於防治牙齦出血

嘌呤含量低，
適合痛風患者食用

● 這麼吃不傷胃

醃至半生的、反覆加熱的白菜不宜食用，因為含有大量的亞硝酸鹽，進入腸胃後不僅損害胃腸黏膜，也會滲入血液，危害人體健康。

● 養胃去病根

控制血糖｜白菜低熱量，富含膳食纖維，能有效延緩餐後血糖上升，是預防糖尿病和肥胖症的理想食物。白菜中的維生素，能清除糖尿病患者糖代謝過程中產生的自由基。

防治痛風｜白菜嘌呤含量低，富含維生素C和膳食纖維，能減少體內尿酸的產生，促進尿酸排出，是痛風患者理想食物。白菜與肉類同食，可減少肉中的亞硝酸鹽物質對人體的影響，發揮防治痛風、防癌的效果。

補鈣｜白菜含有較為豐富的鈣和鋅，能促進人體對鈣的吸收，減少鈣流失，預防骨質疏鬆，對維持神經肌肉的正常活動也起著重要作用。

● 食用禁忌

白菜滑腸，氣虛胃寒、肺寒咳嗽、大便腹瀉的人不宜多吃，更不宜冷吃。

● 養胃搭配

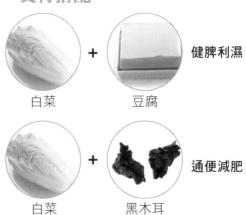

白菜 ＋ 豆腐　**健脾利濕**

白菜 ＋ 黑木耳　**通便減肥**

養胃除病特效方

白菜粥

材料 白菜100克，白米50克。

做法 將白菜洗淨切丁。白米淘洗乾淨後入鍋，加適量水，大火燒開轉小火，煮至白米熟爛，放入白菜丁，再煮2~3分鐘即成。

用法 當主食食用。

功效 具有健脾利濕、降脂減肥的功效，適用於單純性肥胖症、消化不良、習慣性便祕等。

黑木耳炒白菜

材料 水發黑木耳100克，白菜250克，鹽、醬油、花椒粉、蔥花、太白粉、植物油等各適量。

做法 將水發黑木耳去雜質洗淨；白菜洗淨取外部厚硬葉片，切成小片。油鍋燒熱，放入蔥花熗鍋，隨即下白菜片煸炒，炒至白菜片油潤明亮時放入黑木耳，加醬油、鹽、花椒粉，繼續煸炒，用太白粉勾芡即成。

用法 佐餐食用。

功效 具有補氣養血、通便減肥的功效，適用於單純性肥胖症、慢性胃炎、體質虛弱、便祕等。

素炒白菜

材料 白菜250克，植物油、醬油、薑絲、鹽各適量。

做法 將白菜洗淨，切段。油鍋燒熱，放入薑絲熗鍋，隨即把切好的白菜放入，用大火快炒至半熟，放入醬油、鹽、燒至白菜軟熟即成。

用法 佐餐食用。

功效 具有解熱除煩、清利腸胃的功效，適用於慢性肝炎、高血壓、冠狀動脈疾病、單純性肥胖症、習慣性便祕、牙齦出血。

白菜胡蘿蔔卷

材料 胡蘿蔔250克，白菜200克，鹽、香油、太白粉各適量。

做法 將白菜洗淨，焯水；將胡蘿蔔洗淨，切成細絲，用鹽水略醃，焯水後瀝乾水分，加調料拌勻。將白菜葉鋪開，放入適量胡蘿蔔絲，卷成菜卷，然後放入蒸籠蒸約3分鐘，晾涼切段裝盤。

用法 佐餐食用。

功效 具有健脾化滯、開胃消食的功效，適用於慢性胃炎。

蝦米白菜

材料 白菜250克，蝦米5克，植物油、蔥花、鹽各適量。

做法 將白菜洗淨後切段；蝦米泡發。油鍋燒熱，放入蔥花熗鍋，放入白菜段翻炒均勻，加鹽，放入水和蝦米同煮，鍋開即成。

用法 佐餐食用。

功效 具有清熱養胃、補腎減肥的功效，適用於單純性肥胖症、慢性胃炎、性功能減退、骨質疏鬆等。

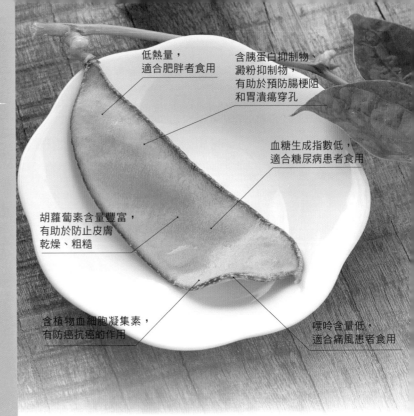

暖脾胃除濕熱
扁豆

- 性溫，味甘
- 歸脾、胃經

扁豆具有止腹瀉、暖脾胃、除濕熱、止渴消暑的功效。適用於脾胃虛弱、反胃冷吐、久瀉不止、食積痞塊、小兒營養不良等。扁豆中的胰蛋白酶抑制物、澱粉酶抑制物能防止腸梗阻和胃潰瘍穿孔。

低熱量，適合肥胖者食用

含胰蛋白抑制物、澱粉抑制物，有助於預防腸梗阻和胃潰瘍穿孔

血糖生成指數低，適合糖尿病患者食用

胡蘿蔔素含量豐富，有助於防止皮膚乾燥、粗糙

含植物血細胞凝集素，有防癌抗癌的作用

嘌呤含量低，適合痛風患者食用

● 這麼吃不傷胃

吃熟透的扁豆能避免出現噁心、嘔吐等中毒症狀。將扁豆炒後搗碎食用，可以增加其溫性，在健脾的基礎上增加了止瀉的效果。

● 養胃去病根

防癌抗癌｜扁豆有抑制腫瘤生長的作用，它所含的植物血細胞凝集素，能使惡性腫瘤細胞發生凝集反應，使腫瘤細胞表面結構發生變化，同時可促使淋巴細胞的轉化，增強對腫瘤的免疫功能。

減肥｜扁豆中的皂素能促進脂肪代謝，所含的膳食纖維能通便去脂，很適合肥胖症患者食用。

緩解痛風｜扁豆所含的維生素E和胡蘿蔔素，有抗氧化、防止細胞破損的功效，進而增加嘌呤的利用率，減少尿酸鹽的形成。

● 食用禁忌

扁豆一次不能吃太多，否則易腹脹。體內氣虛生寒的人不宜食用扁豆，怕冷、身體打顫、關節酸痛、咳嗽、聲音嘶啞的人也不宜食用。

● 養胃搭配

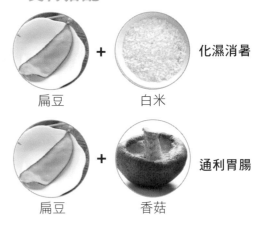

扁豆　＋　白米　　化濕消暑

扁豆　＋　香菇　　通利胃腸

養胃除病特效方

素燜扁豆

材料 扁豆200克，植物油、甜麵醬、薑末、蒜片、鹽各適量。

做法 扁豆洗淨，從兩端撕去老筋，切成兩段。油鍋燒熱，下扁豆略炒，加水、甜麵醬及鹽調勻，用小火燜軟，加入薑末、蒜片等，用大火快炒一下即成。

用法 佐餐食用。

功效 具有健脾和胃的功效，適用於脾胃虛弱、大便溏泄不成形。

薑汁扁豆

材料 扁豆500克，鮮薑50克，醋、醬油、香油、鹽各適量。

做法 扁豆擇淨洗淨，切絲，下沸水中煮熟，撈出瀝乾後裝盤。鮮薑去皮切細末，和醋、醬油、香油、鹽等調料一起調勻，澆扁豆上拌勻即可。

用法 佐餐食用。

功效 具有健脾止瀉、消暑化濕的功效，適用於脾胃虛弱、腹瀉。

豆腐燒扁豆

材料 豆腐500克，扁豆100克，鹽、蔥花、薑末、鮮湯、太白粉、香油、植物油各適量。

做法 將扁豆撕去老筋洗淨，切段焯水；豆腐切小塊。油鍋燒熱，下豆腐塊煎至兩面金黃時出鍋。鍋內留適量底油，放蔥花、薑末煸香，加入鹽、鮮湯燒沸，放入豆腐、扁豆，燒至入味，用太白粉勾芡，淋上香油即成。

用法 佐餐食用。

功效 具有補中益氣、清熱化濕的功效，適用於脾胃虛弱、骨質疏鬆、便祕等。

炒扁豆泥

材料 白扁豆250克，葡萄乾、山楂糕各適量，核桃20克，白糖100克，豬油10毫升。

做法 將白扁豆洗淨，煮爛，搓揉，去皮，做成豆泥待用。油鍋燒熱，加入白糖、核桃、葡萄乾、扁豆泥同炒，待水分炒乾後裝盤，並將山楂糕剁成末撒在上面即成。

用法 佐餐食用。

功效 具有健脾益氣、滲濕利尿的功效，適用於子宮癌、濕濁性帶下過多、體倦乏力。

肉絲炒扁豆

材料 豬肉絲100克，扁豆300克，鹽、蔥花、薑末、香油、植物油各適量。

做法 將扁豆的老筋撕去，洗淨切絲，用開水稍煮，放涼水中過涼瀝乾。油鍋燒熱後，放豬肉絲、蔥花、薑末，翻炒至熟，加入扁豆絲、鹽，再淋上香油即成。

用法 佐餐食用。

功效 具有補益氣血、健脾和胃、消暑化濕的功效，適用於貧血眩暈、便祕、產後缺乳等。

健脾胃助消化

紅棗

- 性溫，味甘
- 歸脾、胃經

紅棗有益氣補血、養腎補肝、安神養顏等功效，用於治療脾胃虛弱、食少便溏、氣血虧虛等病症。紅棗所含的蛋白質、碳水化合物、維生素C及多種胺基酸，有利於增強脾胃的消化吸收功能。

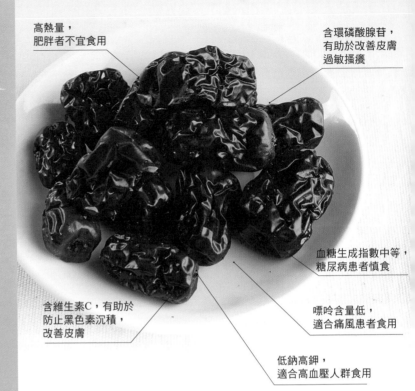

高熱量，肥胖者不宜食用

含環磷酸腺苷，有助於改善皮膚過敏搔癢

血糖生成指數中等，糖尿病患者慎食

嘌呤含量低，適合痛風患者食用

低鈉高鉀，適合高血壓人群食用

含維生素C，有助於防止黑色素沉積，改善皮膚

● 這麼吃不傷胃

紅棗富含膳食纖維，不易消化，多吃會產生胃脹氣；生吃過量易傷脾胃，導致腹瀉。

● 養胃去病根

養顏｜紅棗富含的維生素C有很強的抗氧化能力，能有效抑制黑色素的形成，預防色素沉積，使皮膚白皙紅潤。

抗過敏｜紅棗含有大量的抗過敏成分—環磷酸腺苷和維生素C，每天食用5~10顆，對改善皮膚過敏瘙癢有較好的作用。

防治痛風｜紅棗富含維生素C，嘌呤含量低，而且是鹼性食物。鹼性環境和維生素C能促進尿酸的溶解，是防治痛風的好選擇。

● 食用禁忌

紅棗有活血的作用，女性經期或有傷口的人不宜食用；紅棗含糖高，所以糖尿病患者慎食；紅棗糕助濕生熱，所以體質燥熱、痰熱咳嗽的人不宜食用紅棗。

● 養胃搭配

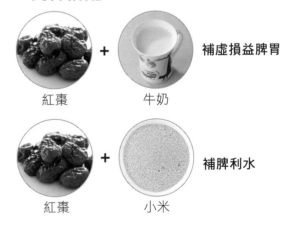

紅棗 ＋ 牛奶　**補虛損益脾胃**

紅棗 ＋ 小米　**補脾利水**

養胃除病特效方

紅棗小米粥

材料 紅棗8顆，小米50克，白糖適量。

做法 將紅棗洗乾淨，去核；小米淘洗乾淨。鍋中放入適量水，然後加入小米、紅棗，用大火煮沸後，改用小火熬至米汁稠濃時，調入白糖即成。

用法 早晚餐食用。

功效 具有補益脾胃、清熱利尿的功效，適用於胃虛食少、脾弱便溏、氣血津液不足、心悸怔忡等。

麥麩紅棗茶

材料 麥麩30克，紅棗10顆。

做法 將麥麩揀去雜質，用小火翻炒出香，分裝入2個綿紙袋中，封口掛線，備用；將紅棗洗淨。每次取1袋麥麩和5顆紅棗同放入大茶杯中，用沸水沖泡，加蓋悶15分鐘即可。

用法 可連續沖泡3~5次，當日飲完，紅棗也吃掉。

功效 具有健脾和血、補虛養血、散瘀降脂的功效，適用於脂肪肝、血脂異常等。

大麥紅棗粥

材料 大麥仁60克，紅棗10顆，白米100克。

做法 將大麥仁洗淨後加水煮熟，再放入淘洗乾淨的白米、紅棗煮沸，然後改用小火煮30分鐘即成粥。

用法 早晚餐食用。

功效 具有健脾和胃、消脹除煩的功效，適用於萎縮性胃炎、十二指腸炎、貧血、營養不良性水腫等。

紅棗燉鯉魚

材料 鯉魚1條，紅棗5顆，黑豆30克，蔥段、薑片、黃酒各適量。

做法 將鯉魚處理乾淨，切成段；紅棗洗淨去核；黑豆淘洗乾淨，用清水浸泡1夜。鍋中加適量水，放入鯉魚，大火煮沸，再加入黑豆、紅棗、蔥段、薑片、黃酒，改用小火煮約1小時即成。

用法 佐餐食用。

功效 具有補虛利水、養血通乳的作用，適用於胃虛食少、脾弱便溏、氣血津液不足、心悸怔忡等。

紅棗香菇湯

材料 紅棗15顆，鮮香菇10朵，薑片、植物油、黃酒、鹽各適量。

做法 將鮮香菇洗淨切片；紅棗洗淨去核。將香菇片、紅棗、鹽、黃酒、薑片、適量植物油一起放入蒸碗內，加適量水，加蓋，上籠蒸60~90分鐘即成。

用法 佐餐食用。

功效 具有益氣活血的功效，適用於高血壓、冠狀動脈疾病。

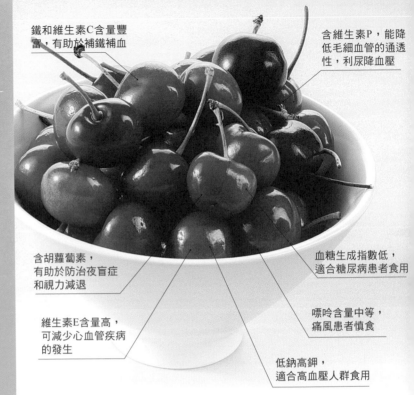

調和脾胃
櫻桃

- 性溫,味甘
- 歸脾、胃經

櫻桃能調中益脾、生津止渴、澀精止瀉、強健筋骨、養血美容,是很好的健脾、養胃、固腎水果。從營養學的角度說,櫻桃富含的維生素B1、維生素B2,有利於促進胃腸蠕動,防治消化不良。

鐵和維生素C含量豐富,有助於補鐵補血

含維生素P,能降低毛細血管的通透性,利尿降血壓

含胡蘿蔔素,有助於防治夜盲症和視力減退

血糖生成指數低,適合糖尿病患者食用

維生素E含量高,可減少心血管疾病的發生

嘌呤含量中等,痛風患者慎食

低鈉高鉀,適合高血壓人群食用

● 這麼吃不傷胃

櫻桃雖然能調和脾胃,但也不宜多吃,多吃可能會導致鐵中毒或氰化物中毒。櫻桃表面可能殘存有農藥,食用前應該用淡鹽水浸泡清洗。

● 養胃去病根

清理血管 | 櫻桃富含維生素E和類黃酮,可清理血管,減少心血管疾病的發生。櫻桃中的維生素P能降低微血管的通透性,還有利尿、降低血壓的功效。

保護視力 | 櫻桃中富含胡蘿蔔素,對眼痛、怕光、視力減退等眼部疾患的防治很有幫助,常吃能輔助防治夜盲症和視力減退。

補鐵 | 櫻桃富含鐵和維生素C,常吃有助於補鐵,促進血紅蛋白再生,防治缺鐵性貧血,能增強體質,美膚紅顏。

● 食用禁忌

櫻桃性溫而發澀,易導致體熱,不宜食用過多。凡有熱病、潰瘍、虛熱咳嗽者慎食;腎功能不全、少尿者也要慎食。

● 養胃搭配

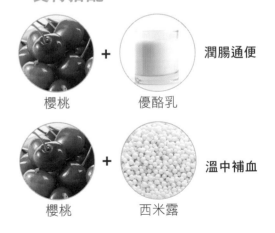

櫻桃 + 優酪乳　**潤腸通便**

櫻桃 + 西米露　**溫中補血**

養胃除病特效方

櫻桃凍

材料　櫻桃100克，牛奶250毫升，洋菜、白糖各適量。

做法　將櫻桃洗淨，洋菜用溫水泡軟。將牛奶放鍋內燒沸，放入洋菜，用小火使洋菜溶化，再放入白糖，待黏稠時，加入櫻桃，放入盤內，置冰箱冷凍即成。

用法　當點心食用。

功效　具有健胃生津、增進食欲的功效，適用於慢性胃炎、習慣性便祕等。

櫻桃汁

材料　櫻桃250克。

做法　將櫻桃洗淨，放入榨汁機內榨取汁液，過濾即成。

用法　每日2次，每次20毫升，用溫開水沖飲。

功效　具有滋補養顏、嫩膚美容的功效，適用於貧血、皮膚乾燥症等。

櫻桃雞丁

材料　櫻桃150克，雞胸肉100克，雞蛋1個，黃酒、鹽、醬油、白糖、太白粉、植物油、鮮湯各適量。

做法　將櫻桃洗淨；雞胸肉洗淨切丁，用拌勻的雞蛋清、太白粉、黃酒、鹽、白糖上漿。油鍋燒熱，放入雞肉丁劃散，撈出。鍋內留底油，倒入雞肉丁，加醬油和鮮湯，下入櫻桃，翻炒均勻，稍燜即成。

用法　佐餐食用。

功效　具有滋補肝腎、益脾養胃的功效，適用於貧血、月經不調、風濕性關節炎等。

櫻桃三豆羹

材料　櫻桃30個，綠豆100克，紅豆、黑豆各30克。

做法　將櫻桃洗淨入鍋，加水煮約1小時，去核，加入洗淨的綠豆、紅豆、黑豆，同煮至豆爛攪成羹即成。

用法　當點心食用。

功效　具有補益肝腎、解毒透疹的功效，適用於貧血、月經不調、低白蛋白血症等。

櫻桃龍眼甜湯

材料　櫻桃、龍眼肉各50克，枸杞30克，白糖適量。

做法　將櫻桃、龍眼肉、枸杞洗淨。鍋中放入龍眼肉、枸杞，加水煮沸，再用小火燉約20分鐘，加入櫻桃、白糖，起鍋裝碗即成。

用法　當點心食用。

功效　具有滋補養血的功效，適用於月經不調、貧血、慢性氣管炎、肺結核等。

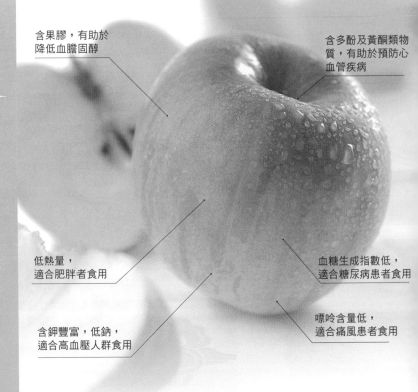

健脾和胃
蘋果

- 性平，味甘、酸
- 歸脾、肺經

中醫認為蘋果能健胃和脾、生津止渴、止瀉潤肺、補心益氣，是脾胃虛弱、胃陰不足而致的口渴煩躁、慢性胃炎患者的理想食物。蘋果中的鞣酸、果酸等成分有很好的收斂止瀉效果。

含果膠，有助於降低血膽固醇

含多酚及黃酮類物質，有助於預防心血管疾病

低熱量，適合肥胖者食用

血糖生成指數低，適合糖尿病患者食用

含鉀豐富，低鈉，適合高血壓人群食用

嘌呤含量低，適合痛風患者食用

● 這麼吃不傷胃

理論上蘋果連皮一起吃有助於抗氧化成分的攝取，但在無法保證能清洗掉殘留農藥的情況下，最好還是削皮食用，對腸胃才健康。

● 養胃去病根

降血壓｜蘋果含有豐富的鉀，可促進體內過剩的鈉排出體外，進而降低血壓。同時鉀離子能有效保護血管，降低腦中風的發生率。

防治冠狀動脈疾病｜蘋果所含的多酚及黃酮類物質對預防腦心血管疾病尤其重要。蘋果的可溶性纖維－果膠可有效降低膽固醇，具有對抗動脈粥樣硬化的作用，很適合冠狀動脈疾病患者食用。

● 食用禁忌

蘋果富含鞣酸，不宜與富含蛋白質的海鮮同吃，避免引起腹痛。潰瘍性結腸炎患者、胃寒者、腎炎患者、低血壓患者不宜食用。

● 養胃搭配

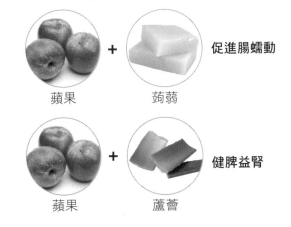

蘋果　＋　蒟蒻　　促進腸蠕動

蘋果　＋　蘆薈　　健脾益腎

養胃除病特效方

蘋果李子汁

材料 蘋果、李子各1個，胡蘿蔔1根，蜂蜜適量。

做法 蘋果、李子洗淨，去皮去核；胡蘿蔔洗淨，均切小塊。所有材料一起放入果汁機中，榨汁150毫升。

用法 經常飲用。

功效 具有潤膚美容的功效，適用於皮膚濕疹。

蘋果汁

材料 蘋果2個。

做法 蘋果洗淨後，去核切成小塊，放入果汁機內榨汁。

用法 每日3次，每次100毫升。

功效 具有降壓、健身的功效，適用於高血壓。

蘋果優酪乳

材料 蘋果1個，優酪乳200毫升，蜂蜜20毫升。

做法 將蘋果洗淨，去皮切碎，放入榨汁機中，攪打1分鐘。取蘋果汁，與優酪乳、蜂蜜充分混合均勻即成。

用法 早晚飲用2次。

功效 具有補虛益氣、活血降脂的功效，適用於血脂異常。

番薯蘋果粥

材料 番薯200克，蘋果1個，白米100克，蜂蜜5毫升。

做法 將番薯去皮洗淨，切成小碎丁；蘋果洗淨，去皮去核，切成小丁；白米淘洗乾淨。鍋中加入適量水，倒入白米燒開，米煮至半熟時，放入蘋果丁、番薯丁燒開，改用小火慢煮，煮至米爛、薯熟時，加入蜂蜜，攪勻燒開即成。

用法 早晚餐食用。

功效 具有潤腸排毒的功效，適用於小兒便祕。

蜂蜜燉蘋果

材料 蘋果2個，蜂蜜20毫升。

做法 蘋果洗淨，去皮、核，切碎搗爛，加入蜂蜜和勻，隔水燉爛熟。

用法 溫開水調服，每日3次。

功效 具有潤肺悅心、生津開胃的功效，適用於慢性支氣管炎。

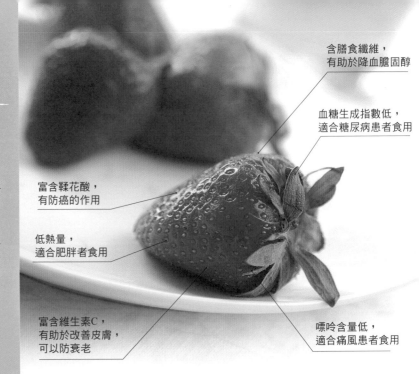

健脾生津
草莓

- 性涼，味甘
- 歸脾、肝經

草莓具有健脾和胃、潤肺生津的功效，飯後吃幾顆草莓，有助於健脾、開胃、生津。從營養學的角度上說，草莓中的果膠和膳食纖維，能促進胃腸蠕動、改善便祕、有助於預防胃腸癌。

含膳食纖維，有助於降血膽固醇

血糖生成指數低，適合糖尿病患者食用

富含鞣花酸，有防癌的作用

低熱量，適合肥胖者食用

富含維生素C，有助於改善皮膚，可以防衰老

嘌呤含量低，適合痛風患者食用

● 這麼吃不傷胃

食用前用淡鹽水浸泡5分鐘，能殺死表面殘存的有害微生物，對腸胃有益。

● 養胃去病根

保護血管 | 草莓中的膳食纖維和果膠能潤腸通便，降低血壓和膽固醇，對冠狀動脈疾病、動脈粥樣硬化等病症具有良好的食療功效。

輔助降糖 | 草莓熱量低，食用後不會造成血糖值快速升高，不會增加胰腺的負擔。草莓富含的維生素和礦物質，具有輔助降糖的功效。

抗癌 | 草莓是鞣花酸含量最豐富的水果，鞣花酸在人體內有阻止致癌化學物質的作用，保護人體免受癌症的侵襲。

● 食用禁忌

痰濕內盛、腸滑便瀉者不宜多吃，尿路結石者不宜食用，因為草莓含有較多的草酸鈣，食用後易形成結石。

● 養胃搭配

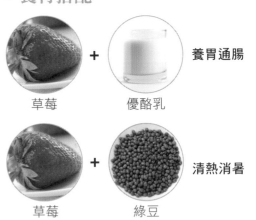

草莓　＋　優酪乳　　**養胃通腸**

草莓　＋　綠豆　　**清熱消暑**

養胃除病特效方

草莓鮮汁

材料 草莓500克，白糖適量。

做法 將草莓擇洗淨，放入容器裡，搗汁，放入小鍋中用中火煮開，加白糖拌勻即成。

用法 上下午分飲。

功效 具有生津開胃的功效，適用於慢性氣管炎、慢性胃炎等。

綠豆草莓粥

材料 綠豆100克，草莓75克，白米150克，白糖適量。

做法 將綠豆浸泡4小時；把草莓擇洗乾淨，切成碎塊。將白米洗淨，與泡好的綠豆一同放入鍋內，加入適量水，大火煮沸，轉小火熬成黏稠粥，拌入草莓、白糖即成。

用法 早晚餐食用。

功效 具有清熱消暑、潤肺生津、健脾補血的功效，適用於暑熱症、貧血、壞血病、冠狀動脈疾病、高血壓等。

冰糖燉草莓

材料 草莓60克，冰糖30克。

做法 草莓洗淨，放碗內，加冰糖，放鍋內隔水燉爛。

用法 每日3次，連湯食用。

功效 具有清熱解毒、生津止渴、抗癌防癌的功效，適用於喉癌咽喉腫痛乾燥。

草莓蘋果優酪乳

材料 草莓250克，蘋果1個，蜂蜜30毫升，優酪乳適量。

做法 將草莓洗淨；蘋果洗淨，去皮、核。兩者一起榨汁，然後放入蜂蜜充分攪勻，再加入優酪乳，攪拌均勻即成。

用法 早晚餐食用。

功效 具有健脾開胃、促進食欲的功效，適用於厭食症、單純性消瘦症、慢性萎縮性胃炎、胃酸缺乏症等。

牛奶草莓泥

材料 牛奶200毫升，草莓250克，白糖適量。

做法 將草莓擇洗乾淨，瀝水，搗成泥糊狀，加入白糖。牛奶放入小奶鍋中，上火煮開，離火晾涼後，加入草莓泥，攪拌均勻即成。

用法 早晚餐食用。

功效 具有補氣養血的功效，適用於慢性胃炎、慢性氣管炎、貧血等。

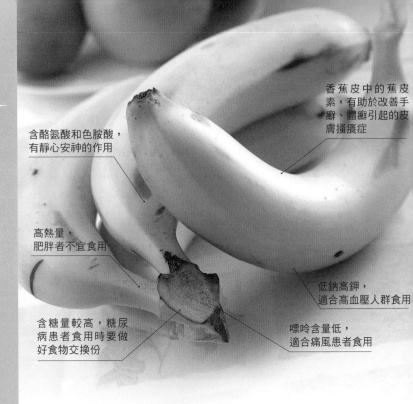

潤腸通便
香蕉

- 性寒，味甘
- 歸脾、胃經

香蕉具有潤腸通便、清熱解毒、健腦益智、通血脈等功效，適用於便祕、乾渴、發熱、皮膚生瘡、痔血等。香蕉還有助於促進胃黏膜細胞生成，修復胃壁，阻止胃潰瘍形成。

含酪氨酸和色胺酸，有靜心安神的作用

香蕉皮中的蕉皮素，有助於改善手癬、體癬引起的皮膚搔癢症

高熱量，肥胖者不宜食用

低鈉高鉀，適合高血壓人群食用

含糖量較高，糖尿病患者食用時要做好食物交換份

嘌呤含量低，適合痛風患者食用

● 這麼吃不傷胃

香蕉飽腹食用不傷胃。空腹不宜多吃，因為香蕉鎂含量豐富，會造成體液中血鎂增加，使局部血液迴圈減慢，代謝物不易及時排出。

● 養胃去病根

降血壓｜香蕉中含有血管緊張素I轉化酶抑制物質和多種維生素，而且含鈉低，可以抑制血壓升高，高血壓患者可常食香蕉。

緩解皮膚瘙癢｜香蕉皮中含有抑制真菌和細菌生長的蕉皮素，對手癬、體癬等引起的皮膚瘙癢症有很好的療效。

益智｜香蕉含有豐富的蛋白質、碳水化合物、維生素C、鉀、鎂等，可以為身體補充豐富的營養素，幫助提高記憶力。

● 食用禁忌

腎功能不全者不宜食用；有急性或慢性腎炎患者也不宜多吃香蕉，以免血鉀濃度升高，使病情加重。

● 養胃搭配

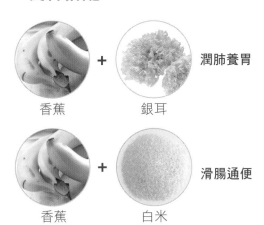

香蕉 ＋ 銀耳　　潤肺養胃

香蕉 ＋ 白米　　滑腸通便

養胃除病特效方

香蕉粥

材料 香蕉1根，冰糖30克，白米100克。

做法 將香蕉去皮，切成片；白米淘洗乾淨，用水浸泡2小時，撈出瀝水。白米入鍋，加適量水，用大火煮沸，再加入香蕉片、冰糖，改用小火煮成粥即成。

用法 早晚餐食用。

功效 具有生津止渴、滑腸通便、潤肺止咳的功效，適用於慢性氣管炎、習慣性便祕、痔瘡等。

清燉香蕉

材料 香蕉2根，白糖適量。

做法 將香蕉洗淨。鍋中倒入水，放入香蕉，燉熟後取出，去皮即成，蘸白糖食用。

用法 當點心食用。

功效 具有潤燥清腸的功效，適用於消化性潰瘍、口臭、便祕等。

香蕉羹

材料 香蕉1根，白糖30克，山楂糕、太白粉各適量。

做法 將香蕉洗淨，去皮後切成小丁；山楂糕切成丁。鍋中放適量水，加入白糖，煮至溶化，投入香蕉丁，用太白粉勾芡，出鍋倒入碗內，撒上山楂糕丁即成。

用法 早晚餐食用。

功效 具有健脾養胃、養心健腦、潤腸燥、解酒毒的功效，適用於失眠、習慣性便祕、高血壓、宿醉等。

蜜汁香蕉

材料 香蕉2根，白糖50克，蜂蜜15毫升，桂花醬2克，香油25毫升，麵粉、植物油各適量。

做法 將香蕉去皮，切成滾刀塊後在麵粉糊中拌勻。油鍋燒熱，將香蕉炸至發黃時撈出。另起鍋，放香油、白糖、桂花醬和水稍燒，再放進炸香蕉，燒至汁濃時出鍋，稍涼後調入蜂蜜即成。

用法 佐餐食用。

功效 具有潤腸通便的功效，適用於慢性氣管炎、消化性潰瘍、習慣性便祕、痔瘡出血等。

香蕉豆腐卷

材料 香蕉3根，豆腐500克，香菜末、芹菜末各50克，餛飩皮250克，鹽、胡椒粉各適量。

做法 豆腐切丁，香蕉去皮切丁，與豆腐拌在一起，用鹽、胡椒粉調味。餛飩皮攤平放上一匙香蕉豆腐丁，再撒上香菜末、芹菜末，卷起，末端蘸水黏住。放入油鍋炸至金黃色即可。

用法 佐餐食用。

功效 具有健脾理氣、開胃消食功效，適用於消化不良。

適當吃點葷，健脾又養胃

滋陰和胃強體質
豬肉

● 性平，味甘、鹹
● 歸脾、胃、腎經

豬肉具有滋陰潤燥、和胃生津、補虛強身、保護臟器的功效，還能補腦益智、解除疲勞、防治消瘦，對皮膚乾燥、熱病傷津、身體消瘦、燥咳、便祕等症狀有較好的食療效果。

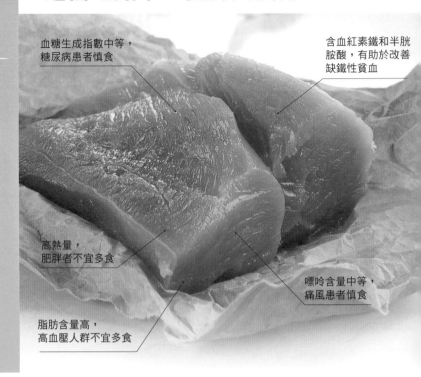

血糖生成指數中等，糖尿病患者慎食

含血紅素鐵和半胱胺酸，有助於改善缺鐵性貧血

高熱量，肥胖者不宜多食

嘌呤含量中等，痛風患者慎食

脂肪含量高，高血壓人群不宜多食

● 這麼吃不傷胃

豬肉炒、燉、蒸、紅燒等，適量食用有助於滋養脾胃；加工而成鹹肉、臘肉、火腿等，多吃有害健康。食用豬肉後不宜大量飲茶，茶葉的鞣酸會與蛋白質合成有收斂性的鞣酸蛋白質，使腸蠕動減慢，造成便祕。

● 養胃去病根

補鐵｜豬肉可提供血紅素鐵（有機鐵）和促進鐵吸收的半胱胺酸，能改善缺鐵性貧血。成年人每天80~100克就可滿足需要，兒童每天50克即可。

營養不良｜豬肉富含脂肪、維生素A、B族維生素及鉀、磷、鐵等營養素，能快速補充體力，對改善營養不良有很大的幫助。

● 食用禁忌

豬肉吃多了會生痰助濕，外感風寒者忌食。肥豬肉含脂肪過高，膽固醇含量也高，患有心血管疾病，如冠狀動脈疾病、動脈粥樣硬化、高血壓病及血脂異常的病人應忌食，肥胖症患者也不宜多食。

● 養胃搭配

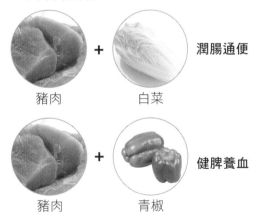

豬肉　＋　白菜　　潤腸通便

豬肉　＋　青椒　　健脾養血

養胃除病特效方

豬肉韭菜麵

材料 麵條200克，豬肉、韭菜各100克，植物油、醬油、薑末、黃酒、太白粉、鹽各適量。

做法 將麵條煮熟，撈入碗中；豬肉洗淨切成絲，加上黃酒、太白粉攪拌上漿；韭菜擇洗乾淨，切段。油鍋燒熱，加入豬肉絲炒散，再加薑末炒出香味，加醬油、鹽，放入韭菜快速炒幾下，放在麵條上，拌勻即成。

用法 當主食食用。

功效 具有健脾養血、溫陽散寒的功效，適用於慢性胃炎、貧血、尿道炎等。

豬肉藕餅

材料 蓮藕200克，豬肉75克，火腿25克，芡汁（太白粉、鹽）適量。

做法 將蓮藕去皮，洗淨，用刀背剁細成蓮藕蓉糊。豬肉、火腿洗淨剁細後，與蓮藕蓉糊一同放在大碗內，拌勻，放入蒸籠蒸約30分鐘，取出切塊裝盤，淋上調好的芡汁即成。

用法 佐餐食用。

功效 具有滋陰養血、提高免疫功能的功效，適用於貧血、免疫功能低下。

豬肉煨蓮子

材料 豬瘦肉250克，蓮子、百合各50克，鹽、黃酒、蔥段、薑片各適量。

做法 將豬瘦肉洗淨後切塊；蓮子去心洗淨；百合洗淨。三者一同放入鍋內，先加適量水，再加入蔥段、薑片、鹽、黃酒，用大火燒沸後轉用小火煨爛即成。

用法 佐餐食用。

功效 具有滋陰健脾、補心安神的功效，適用於心脾兩虛型失眠症。

紅顏豬肉花生湯

材料 花生60克，枸杞、葡萄乾各30克，紅棗肉、杏仁各10克，豬瘦肉150克，鹽適量。

做法 將花生、紅棗肉搗碎；杏仁泡發，去尖、皮，煮4～5沸；枸杞、葡萄乾分別洗淨；豬瘦肉洗淨，切成小丁。花生、紅棗、杏仁、枸杞、葡萄乾、豬瘦肉一同放入鍋中，加適量水，大火燒開，小火燉煮30分鐘，加鹽調味即成。

用法 連湯食用，每日1劑。

功效 具有滋潤肌膚、悅澤容顏的功效，適用於身體虛弱多病、產後體虛、面色憔悴、皮膚乾燥等。

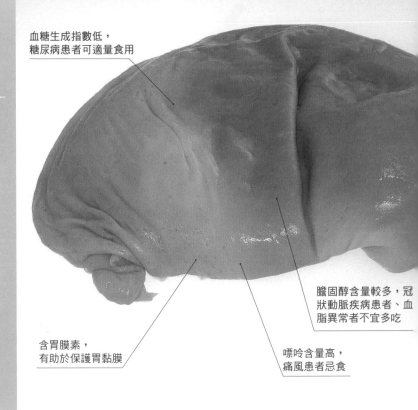

補虛損健脾胃
豬肚

- 性溫，味甘、微酸
- 歸脾、胃經

中醫認為豬肚具有補虛損、健脾胃的功效，對脾胃虛弱、氣短消瘦、胃下垂、食少便溏、小便頻繁等症狀有一定療效。豬肚所含的蛋白質、脂肪、維生素及鐵、鈣、磷等，對改善脾胃虛損有很好的效果。

血糖生成指數低，糖尿病患者可適量食用

膽固醇含量較多，冠狀動脈疾病患者、血脂異常者不宜多吃

含胃膜素，有助於保護胃黏膜

嘌呤含量高，痛風患者忌食

● 這麼吃不傷胃

煮食、炒食或燉湯食用，豬肚中所含的胃膜素等消化活性物質，對胃黏膜有一定的保護作用。

● 養胃去病根

治水瀉 | 豬肚對治療水瀉有較好的效果。豬肚洗淨後，將蒜瓣放入其內，入鍋煮至蒜瓣軟爛，將豬肚連同蒜瓣一同搗成膏狀，同平胃散一起服用，可治水瀉。
補氣 | 孕婦胎氣不足或習慣性流產，產婦分娩後身體虛弱，都可以用豬肚煨煮爛熟服食，有很好的補氣效果。
改善尿頻 | 用豬肚、核桃、山藥、紅棗、薑片煮湯，佐餐食用，每日1~2次，可改善小便頻數、夜尿多等症狀。

● 食用禁忌

冠狀動脈疾病、血脂異常等病人應少食。豬肚膽固醇含量較高，食用後會使血液中膽固醇含量升高，加重脂質代謝紊亂，增加高血壓、動脈粥樣硬化等心血管疾病的危險。

● 養胃搭配

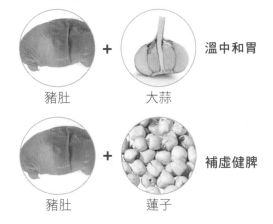

豬肚 + 大蒜　溫中和胃

豬肚 + 蓮子　補虛健脾

養胃除病特效方

豬肚粥

材料 熟豬肚絲100克，白米100克，蔥花、薑絲、鹽、豬肚湯各適量。

做法 將白米淘洗後入砂鍋內，加豬肚絲和適量豬肚湯煮粥。粥熟後加蔥花、薑絲、鹽調味。

用法 早晚食用。

功效 具有補虛健脾、消渴去濕的功效，適用於慢性胃腸炎、腹痛、腹瀉、小兒營養不良、消化性潰瘍、小便次數頻繁等。

獨蒜豬肚

材料 豬肚1個，獨頭蒜100克，陳皮、胡椒各10克，植物油、鹽、蔥花、薑絲、黃酒各適量。

做法 豬肚去脂膜後切絲，入沸水中汆水。油鍋燒熱，放入薑絲、胡椒、陳皮熗鍋，放入豬肚絲、獨頭蒜略翻炒，調入黃酒，再加入適量水，燉至熟爛，放入鹽，撒上蔥花即成。

用法 佐餐食用。

功效 具有溫中健脾、和胃解毒的功效，適用於脾胃虛寒型胃癌。

蓮子煲豬肚

材料 蓮子（去心）90克，豬肚1個，鹽適量。

做法 蓮子、豬肚分別洗淨，豬肚切小塊。蓮子、豬肚一同入鍋，加適量水煲湯，加鹽調味。

用法 佐餐食用。

功效 具有補腎虛、益精血的功效，適用於腎虛勃起功能障礙、精液稀少等。

薑桂豬肚湯

材料 薑片15克，肉桂3克，豬肚1個，鹽各適量。

做法 將豬肚去脂膜，用鹽或米糠將內壁搓洗乾淨，切小塊放入碗內，加薑片、肉桂、鹽，隔水燉煮至豬肚熟即成。

用法 食肉飲湯，可早晚分次食用。

功效 具有健脾養胃、溫中散寒的功效，適宜於脾胃虛寒所致的胃脘冷痛、嘔吐清水、大便稀溏、消化力差等。

甲魚豬肚粥

材料 甲魚1只，豬肚250克，糯米100克，黃酒10毫升，薑片15克，胡椒粉5克，鮮湯1000毫升，植物油、鹽各適量。

做法 將甲魚處理乾淨後切小塊汆水；豬肚去脂膜，洗淨後切成薄片。油鍋燒熱，放入甲魚，加入黃酒、薑片略炒，再放入鮮湯、豬肚、淘洗乾淨的糯米，大火煮沸後，改小火煮至甲魚熟爛、糯米開花時，放鹽、胡椒粉調味即成。

用法 佐餐食用。

功效 具有補勞損、健脾胃、滋肝腎、清虛熱的功效，適用於身體虛弱、氣血不足、肝腎兩虛、慢性肝炎、產後及病後體虛、精神疲憊、兒童生長發育遲緩等。

補脾胃益氣血
牛肉

- 性平，味甘
- 歸脾、胃經

中醫認為牛肉有補脾胃、益氣血、強筋骨的功效，能治虛損羸弱、消渴、脾弱不運、水腫等，是健脾養胃的理想食物。牛肉富含優質蛋白質，能合成消化酶，增強胃腸動力，防止消化不良。

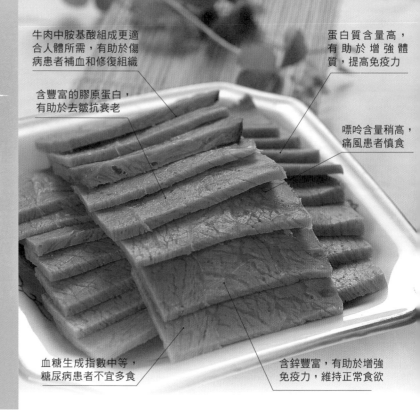

牛肉中胺基酸組成更適合人體所需，有助於傷病患者補血和修復組織

蛋白質含量高，有助於增強體質，提高免疫力

含豐富的膠原蛋白，有助於去皺抗衰老

嘌呤含量稍高，痛風患者慎食

血糖生成指數中等，糖尿病患者不宜多食

含鋅豐富，有助於增強免疫力，維持正常食欲

● 這麼吃不傷胃

牛肉的纖維組織較粗，適宜橫切，不僅易熟，而且容易被腸胃消化吸收；牛肉每週吃1~2次即可。

● 養胃去病根

增強免疫力 | 牛肉富含蛋白質、鐵、鋅等營養素，可增強人體免疫力，適合老年人、兒童、身體虛弱及病後恢復期的人食用。

補血 | 牛肉中的胺基酸組成比豬肉更接近人體需要，能提高人體的抗病能力，對貧血患者和傷病患者補充失血和修復組織方面都有很好的食療效果。

抗衰老 | 牛肉中含有豐富的膠原蛋白，可以補充中老年人皮膚中逐漸流失的膠原蛋白，可以防止皮膚老化，有助於去除皺紋、延緩衰老。

● 食用禁忌

牛肉屬於發物，凡患有瘡毒、濕疹、搔癢症等皮膚病症者忌食；肝炎、腎炎患者應慎食，以免病情復發或加重；牛肉的嘌呤含量稍高，痛風患者不宜多吃。

● 養胃搭配

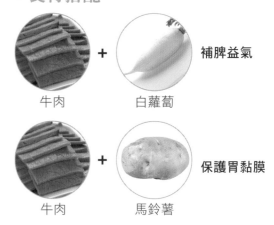

牛肉 ＋ 白蘿蔔　　補脾益氣

牛肉 ＋ 馬鈴薯　　保護胃黏膜

養胃除病特效方

牛肉粥

材料 牛肉50克，糯米100克，薑末、蔥花、植物油、鹽各適量。

做法 將牛肉洗淨切成肉丁，糯米洗淨入砂鍋內，加水煮粥，待肉爛粥熟，放入薑末、蔥花、植物油、鹽，稍煮2~3沸即可。

用法 每日早晨溫熱食用。

功效 具有補中益氣、滋養脾胃、強健筋骨的功效，適用於久病體虛、營養不良、氣血不足等。

芹菜炒牛肉絲

材料 牛肉300克，芹菜200克，雞蛋清1個，植物油、鹽、黃酒、胡椒粉、太白粉、醬油、白糖、鮮湯各適量。

做法 將牛肉洗淨切絲，用適量鹽、黃酒、胡椒粉拌勻，放入雞蛋清和太白粉抓拌上漿；芹菜洗淨切段。油鍋燒熱，放入牛肉絲，煸炒至約六成熟，盛出。再將芹菜略煸炒，放入牛肉絲，加入適量鹽、醬油、白糖、鮮湯，略加翻炒即成。

用法 佐餐食用。

功效 具有補益脾胃、強筋壯骨的功效，適用於消化不良、脫肛、貧血、水腫、腰膝酸軟等。

枸杞燉牛肉

材料 牛肉250克，山藥50克，枸杞20克，龍眼肉6克，黃酒、鹽、蔥段、薑片、植物油各適量。

做法 將山藥洗淨去皮切片，枸杞、龍眼肉洗淨，放入燉盅內；將牛肉汆水後撈起，洗後切片。油鍋燒熱，倒入牛肉片爆炒，烹黃酒，炒勻後放進燉盅內，加入薑片、蔥段、開水、鹽、黃酒，隔水蒸2小時，至牛肉軟爛即成。

用法 佐餐食用。

功效 具有補腎益精、益氣養血、補肝明目的功效，適用於貧血、腰膝酸軟等。

香菇牛肉粥

材料 鮮香菇、牛肉、白米各100克，蔥花、薑末、鹽各適量。

做法 將牛肉煮熟切成薄片，鮮香菇洗淨切片，與洗淨的白米一起入鍋，加水煮粥，半熟時調入蔥花、薑末、鹽，繼續煮至粥成。

用法 可早晚餐食用。

功效 具有和胃調中、理氣止痛的功效，適用於急性胃炎。

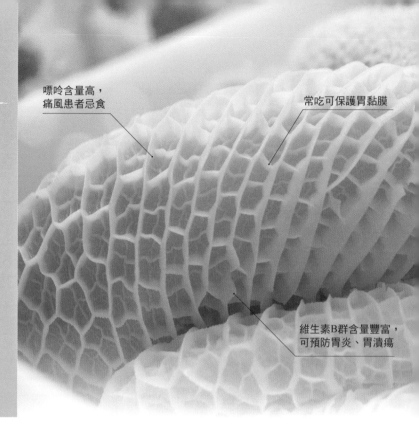

保護胃黏膜

牛肚

- 性平，味甘
- 歸脾、胃經

牛肚具有健脾益胃、補虛養血的功效，適用於病後虛羸、氣血不足、營養不良、眩暈等症。牛肚含有維生素A、維生素B1、維生素B2、菸鹼酸等，常吃有益於保護胃黏膜，可以預防胃炎、胃潰瘍。

嘌呤含量高，痛風患者忌食

常吃可保護胃黏膜

維生素B群含量豐富，可預防胃炎、胃潰瘍

● 這麼吃不傷胃

牛肚可清燉、紅燒或煮熟後切絲炒食，對氣短乏力、消化不良、食後飽脹等有改善作用；但涮火鍋時不宜多吃。

● 養胃去病根

健脾強胃｜牛肚煮粥具有健脾強胃、助消化、益氣血的作用，適用於食欲不振。將牛肚用開水泡洗，刮去黑色黏膜，切塊，與白米同煮粥加適量鹽調味食用。

防治消化不良｜牛肚有調理脾胃虛弱和消化不良的功效，將牛肚與砂仁、生薑、陳皮一起煮湯，加鹽調味，適合消化不良者經常飲用。

除濕｜將牛肚洗淨，切片，與薏仁同煮粥食用，有健脾除濕的功效，很適合腹痛、腹瀉、便溏者食用。

● 食用禁忌

牛肚的營養價值雖然很高，但不宜多食，因為牛肚中膽固醇較多，血脂異常、高血壓、冠狀動脈疾病、動脈粥樣硬化等心腦血管疾病患者不宜多食。

● 養胃搭配

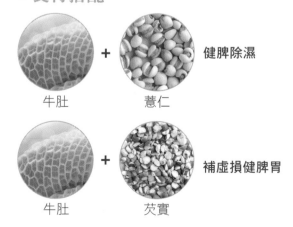

牛肚　＋　薏仁　　**健脾除濕**

牛肚　＋　芡實　　**補虛損健脾胃**

養胃除病特效方

────牛肚粥────

材料　牛肚250克，白米75克。

做法　將牛肚用鹽搓洗乾淨，切成小丁，與淘洗乾淨的白米一起煮成粥。

用法　調味後代飯食用。

功效　具有益氣血、健脾胃的功效，適用於小兒營養不良。

────牛肚內金粥────

材料　牛肚100克，穀芽、麥芽各30克，雞內金10克，白米50克，鹽適量。

做法　將雞內金研末；牛肚洗淨，切丁；將穀芽、麥芽一起裝入紗布袋內。將白米淘洗乾淨，與牛肚、藥袋一起放入鍋內，加水煮至爛熟，加入雞內金粉，加鹽調味。

用法　日服1劑，分數次食用。

功效　具有健脾開胃的功效，適用於消化不良。

────芡實燉牛肚────

材料　芡實30克，牛肚300克，黃酒、薑片、蔥段、雞油、胡椒粉、鹽各適量。

做法　將芡實去雜質，洗淨；牛肚反覆搓洗乾淨，切段。將芡實、牛肚、薑片、蔥段、黃酒同放燉鍋內，加800毫升水，大火燒沸，再用小火燉煮30分鐘，加入牛肚煮熟，加入鹽、雞油、胡椒粉即成。

用法　佐餐食用。

功效　具有補虛損、益脾胃、固腎精、抗骨折的功效，適用於骨折、骨質疏鬆等。

────生薑醋燉牛肚────

材料　牛肚250克，醋、黃酒、鹽、蔥花、薑末、鮮湯、植物油各適量。

做法　將牛肚用鹽搓洗乾淨，鋪開，在光滑面每隔0.5公分劃上一個刀痕，深度為牛肚的2/3，切成條塊，用水漂洗。油鍋燒熱，放蔥花、薑末熗鍋，然後下肚塊翻炒，再加醋、黃酒、鹽、鮮湯，大火燒開後轉小火燉至牛肚熟爛即成。

用法　佐餐食用。

功效　具有健脾養胃、補養元氣、強壯身體的功效，適用於消化不良、脫肛、貧血、水腫、腰膝酸軟等。

────酸辣牛肚────

材料　牛肚1000克，香菜250克，黃酒20毫升，蔥段、薑絲、大茴香、乾辣椒絲、胡椒粉、醬油、醋、太白粉、植物油各適量。

做法　將牛肚洗淨，放入開水鍋內，加入蔥段、薑絲、大茴香，煮熟撈出過涼水，切成細絲；香菜擇洗乾淨，去葉留梗，切成小段。油鍋燒熱，炸牛肚絲後撈出，底油燒熱，放入乾辣椒絲、蔥段、薑絲、牛肚絲，烹黃酒翻炒，再加入適量胡椒粉、醬油、醋，放入香菜段翻炒，淋入太白粉即成。

用法　佐餐食用。

功效　具有補血益氣、健脾補虛的功效，適用於消化不良、脫肛、貧血、水腫、腰膝酸軟等。

溫補和胃
羊肉

- 性溫,味甘
- 歸脾、胃、腎經

羊肉具有益氣補虛、禦寒保暖、溫中暖腎、生肌增力等功效。適用於虛勞羸瘦、腰腿疼痛、產後血虛、手足發涼、神疲乏力、腹痛、中虛反胃等。所含的維生素A能保護胃腸黏膜,防治胃腸病。

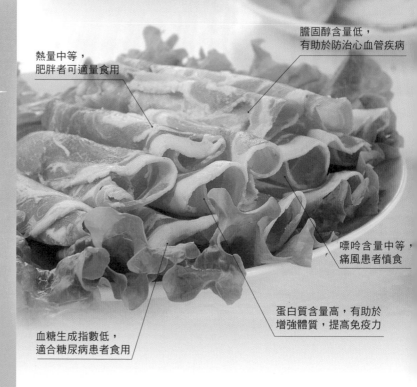

熱量中等,肥胖者可適量食用

膽固醇含量低,有助於防治心血管疾病

嘌呤含量中等,痛風患者慎食

蛋白質含量高,有助於增強體質,提高免疫力

血糖生成指數低,適合糖尿病患者食用

● 這麼吃不傷胃

羊肉一定要燒透燒熟,否則在胃中不易消化;冬季吃羊肉能溫胃去寒,氣候炎熱時食用,則容易致使肺胃蘊熱。

● 養胃去病根

去寒｜羊肉歷來被當作冬季進補的重要食物。寒冬常吃羊肉可益氣補虛、促進血液循環、驅除寒冷,讓人四肢溫暖,增強人體的禦寒能力。

抗衰老｜羊肉肉質細嫩,易於消化,常吃可以增強體質,提高抵抗疾病的能力,還有抗衰老和預防衰老的作用。

補腎壯陽｜羊肉是補元陽、益氣血的溫熱補品,可去濕氣、避寒冷、暖心胃,男性常食對腎虧陽痿、腰膝酸軟、氣血兩虧有很好的補益效果。

● 食用禁忌

羊肉屬於發物,炎熱夏季不宜多吃,以免上火,發熱或有皮膚病的病人要慎食。患有肝病、高血壓病、急性腸炎或其他感染病的病人也不宜食用羊肉。

● 養胃搭配

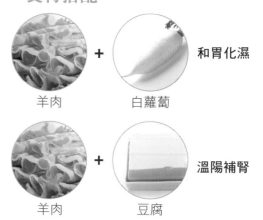

羊肉　＋　白蘿蔔　**和胃化濕**

羊肉　＋　豆腐　**溫陽補腎**

養胃除病特效方

山藥羊肉粥

材料 羊肉250克，山藥500克，糯米100克。

做法 將羊肉洗淨切碎，山藥洗淨去皮搗碎，一同加水煮爛，加入淘洗乾淨的糯米，再加適量水，一起煮粥，熟爛即成。

用法 日服1劑，可分數次食用。

功效 具有補脾止瀉、補氣暖胃的功效，適用於慢性腹瀉。

洋蔥炒羊肉

材料 羊肉200克，洋蔥100克，薑絲、花椒、辣椒、鹽、黃酒、醋、植物油各適量。

做法 將羊肉、洋蔥分別洗淨切絲。油鍋燒熱，放入花椒、辣椒炸焦撈出，再放入羊肉絲、薑絲、洋蔥絲翻炒，加入鹽、黃酒、醋，熟透收汁即成。

用法 佐餐食用。

功效 具有溫陽化濕、去痰利水、減肥的功效，適用於勃起功能障礙、產後貧血、產後缺乳、腹痛、寒疝等。

羊肉蝦羹

材料 羊肉200克，大蒜50克，蝦米30克，蔥花適量。

做法 將羊肉洗淨，切薄片。先用水煮蝦米、大蒜，加蔥花，待蝦米煮熟後加入羊肉片，肉熟即成。

用法 每日早晨溫熱食用。

功效 具有溫補腎陽的功效，適用於腎陽虛弱、勃起功能障礙、腰冷痛、畏寒、夜尿多等。

蓮子黑豆羊肉湯

材料 羊肉500克，蓮子30克，黑豆60克，陳皮10克，鹽適量。

做法 黑豆洗淨瀝水，入鍋乾炒至豆衣裂開；蓮子、陳皮和羊肉分別洗淨，羊肉切塊。將以上食材同放入瓦煲內，加適量水，大火煲至水沸，改中火繼續煲3小時，加鹽調味即可。

用法 佐餐食用，每日1~3次。

功效 具有健脾補腎、益氣補血、強精補髓的功效，適用於遺精、精神疲乏、飲食無胃口、頭髮早白、小便頻繁、夜尿多、遺尿等。

桂附蒸羊肉

材料 羊肉300克，山藥200克，肉桂3克，熟附片6克，黃酒、鹽、蔥段、薑片、蒜末、白胡椒粉各適量。

做法 山藥去皮洗淨，切丁；羊肉洗淨，煮熟切塊。羊肉塊與山藥丁一起放入碗中，加黃酒、鹽、熟附片、肉桂、薑片、蔥段，加適量羊肉湯，大火蒸1小時。撒上蒜末、白胡椒粉即成。

用法 佐餐食用。

功效 具有溫中散寒、止痛、健脾養胃的功效，適用於腎陽虛弱、畏寒等。

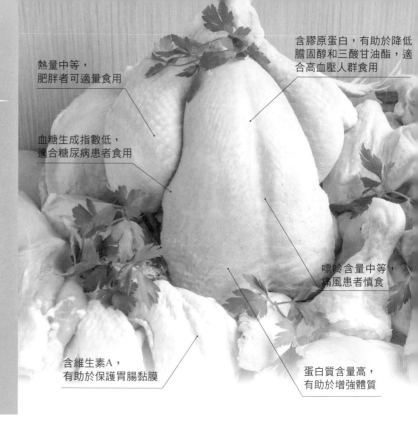

溫中補脾
雞肉

- 性平，味甘
- 歸脾、胃經

雞肉具有溫中補氣、健脾胃、益五臟、活血脈、強筋骨的功效。雞肉富含蛋白質、鈣、磷、鐵等營養素，易被人體吸收。雞肉所含的維生素A，能保護胃腸黏膜，預防腸胃疾病的發生。

熱量中等，肥胖者可適量食用

含膠原蛋白，有助於降低膽固醇和三酸甘油酯，適合高血壓人群食用

血糖生成指數低，適合糖尿病患者食用

嘌呤含量中等，痛風患者慎食

含維生素A，有助於保護胃腸黏膜

蛋白質含量高，有助於增強體質

● 這麼吃不傷胃

用雞肉煲湯時，去掉富含油脂的雞皮，可以避免湯太過油膩，也有利於腸胃的消化吸收。

● 養胃去病根

降血糖｜雞肉富含優質蛋白，而且易消化，容易被人體吸收利用，可以增強體力，對糖尿病患者有很好的補虛作用。

降血壓｜雞肉中的膠原蛋白，可以降低人體內膽固醇和三酸甘油酯的含量，具有降低血壓的作用，適合高血壓患者食用。

補腎｜雞肉具有補腎益精的作用，對於緩解腎精不足引起的腰膝酸軟、小便頻繁、精少精冷等症狀有很好的效果。

● 食用禁忌

雞肉屬於發物，感冒發熱、痰濕偏重者不宜食用。此外，因為肝火引起頭暈、頭痛、便祕的人也不宜多食。

● 養胃搭配

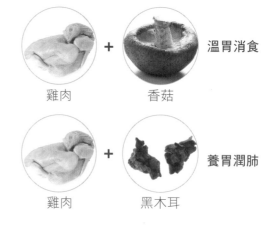

雞肉 + 香菇　溫胃消食

雞肉 + 黑木耳　養胃潤肺

養胃除病特效方

雞蓉豆腐

材料 豆腐500克，雞胸肉100克，雞蛋2個，青菜絲、火腿絲各30克，植物油、太白粉、鹽各適量。

做法 將雞胸肉洗淨剁成泥，加雞蛋清和適量太白粉攪成雞蓉；豆腐切成丁，用開水燙一下。油鍋燒熱，將豆腐先下鍋炒好，再放雞蓉，加鹽翻炒幾下，撒上火腿絲、青菜絲，出鍋即成。

用法 佐餐食用。

功效 具有補益五臟、健脾養胃、強筋壯骨的功效，適用於血脂異常、糖尿病、急性支氣管炎、產後缺乳等。

銀耳百合雞湯

材料 銀耳15克，蓮子5克，龍眼肉、百合各35克，雞1只，鹽、黃酒各適量。

做法 將銀耳泡發洗淨，蓮子、百合、龍眼肉洗淨，然後與處理乾淨的雞一起入鍋，加適量水及黃酒，燒開後用小火煮2~3小時，調入鹽即成。

用法 佐餐食用。

功效 具有潤肺止咳、健脾開胃的功效，適用於脾肺兩虛型慢性支氣管炎。

蒸烏骨雞

材料 烏骨雞1只，艾葉20克，黃酒30毫升，鹽適量。

做法 烏骨雞處理乾淨，加艾葉、黃酒、1杯水，隔水蒸爛熟，加鹽調味。

用法 佐餐食用。

功效 具有溫補脾腎虛的功效，適用於婦女脾腎陽虛型更年期功能性子宮出血、崩漏帶下、虛勞消瘦等。

冬瓜雞塊

材料 冬瓜250克，雞肉50克，薑片、蔥花、香菜末、鹽、黃酒各適量。

做法 冬瓜去皮洗淨後切片。雞肉洗淨後切小塊，放入鍋內加水、薑片、黃酒，用小火燉。至雞肉將爛時，加入冬瓜片，至肉爛瓜熟，加入鹽、蔥花、香菜末即成。

用法 佐餐食用。

功效 具有益氣健脾、調脂減肥的功效，適用於單純性肥胖症，對兼有體質虛弱者尤其適宜。

烏骨雞粥

材料 烏骨雞1只，蔥白3根，糯米100克，花椒、鹽各適量。

做法 將烏骨雞處理乾淨，切塊煮爛，再與淘洗乾淨的糯米和蔥白、花椒、鹽一同煮粥。

用法 空腹食用，每日2次。

功效 具有益氣養血、止崩安胎的功效，適用於脾虛血虧所致的崩漏。

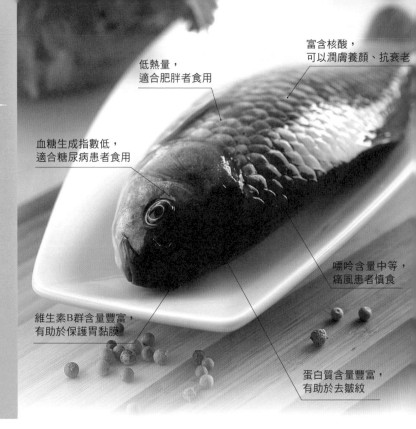

健脾利水除濕
鯽魚

- 性平，味甘
- 歸胃、脾、大腸經

鯽魚富含蛋白質、維生素A、鈣、磷、鐵，有健脾開胃、利水除濕的功效，適用於脾胃虛弱、食少乏力以及嘔吐、腹瀉等症狀。維生素B1、維生素B2、維生素B12能保護胃黏膜，預防胃炎。

低熱量，適合肥胖者食用

富含核酸，可以潤膚養顏、抗衰老

血糖生成指數低，適合糖尿病患者食用

嘌呤含量中等，痛風患者慎食

維生素B群含量豐富，有助於保護胃黏膜

蛋白質含量豐富，有助於去皺紋

● 這麼吃不傷胃

鯽魚可紅燒，可清蒸，而燉湯最為養脾胃、清心潤肺，而且使豐富的營養成分盡可能保存完整。

● 養胃去病根

產後催乳｜鯽魚和中開胃、活血通絡，肉質細嫩易消化，尤其適合做湯，有良好的通乳催乳功效，非常適合缺乳的產婦食用。

抗衰老｜鯽魚含有豐富的核酸，常吃可以潤膚養顏、抗衰老。優質蛋白質有助於維持肌膚彈力纖維蛋白，尤其對壓力大、睡眠不足導致的皺紋有很好的去除效果。

補腎｜鯽魚在滋陰調理、補虛、養身、消除水腫以及調理腎臟方面都有很好的功效，與山藥一起蒸煮食用，更可以幫助男性補充體內陽氣，對改善腎虛很有幫助。

● 食用禁忌

感冒發熱者不宜食用，素有內熱者食用鯽魚易生瘡瘍，應該少吃或不吃。

● 養胃搭配

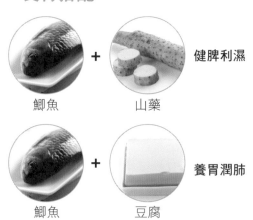

鯽魚 ＋ 山藥　　**健脾利濕**

鯽魚 ＋ 豆腐　　**養胃潤肺**

養胃除病特效方

鯽魚筍片湯

材料 鯽魚1條，筍片50克，火腿片、鮮香菇各25克，鹽、黃酒、雞油、蔥段、薑片、植物油各適量。

做法 將鯽魚宰殺，處理乾淨；鮮香菇洗淨切片。油鍋燒熱，將鯽魚兩面略煎，加黃酒、蔥段、薑片和適量水燒沸，撇去浮沫，轉用小火煮至湯色乳白，再轉大火，加鹽、火腿片、筍片、香菇片燒沸，揀去蔥段、薑片，盛入碗中，淋上雞油即成。

用法 佐餐食用。

功效 具有補益脾胃、利水消腫、通脈下乳的功效，適用於脾胃虛弱、食少、乏力、水腫、消渴、產後缺乳、痢疾、便血等。

花生鯽魚

材料 花生30克，鯽魚1條，植物油、蔥花、薑末、黃酒、鹽、五香粉、香油各適量。

做法 將鯽魚宰殺，處理乾淨；將花生洗淨。油鍋燒熱，加蔥花、薑末煸炒出香，放入鯽魚，兩面煎黃，烹入黃酒，加適量水，放入花生，大火煮沸後改小火煨煮1小時，待花生、鯽魚熟爛，加鹽、五香粉拌勻，再煮至沸，淋入香油即成。

用法 佐餐食用。

功效 具有調脂減肥、健脾利濕的功效，適用於單純性肥胖症，對兼有水腫、血脂異常者尤為適宜。

鯽魚山藥粥

材料 鯽魚1條，山藥50克，白米100克，鹽適量。

做法 將鯽魚宰殺，處理乾淨，取魚肉切片；山藥去皮洗淨，切片；白米淘洗乾淨。將魚片與白米煮粥，待粥將熟時加入山藥片及鹽略煮即成。

用法 早晚餐食用，宜連續食用5~10日。

功效 具有健脾利濕、益氣養陰的功效，適用於乳腺癌等。

鯽魚藕粉粥

材料 鯽魚250克，藕粉80克，白米100克，蔥段、薑末、黃酒、鹽、香油各適量。

做法 將白米淘洗乾淨；將鯽魚宰殺，處理乾淨，切成小塊，放入鍋內，加適量水、黃酒、蔥段、薑末、鹽，用大火煮沸，轉用小火煮爛。用湯篩將魚湯過濾，去刺留汁，放入白米，再加入適量水，煮至米熟時，兌入用溫開水調好的藕粉，淋上香油即成。

用法 早晚餐食用。

功效 具有健脾和胃、利水除濕的功效，適用於脾胃虛弱、食少、乏力、水腫、消渴、產後缺乳、痢疾、便血等。

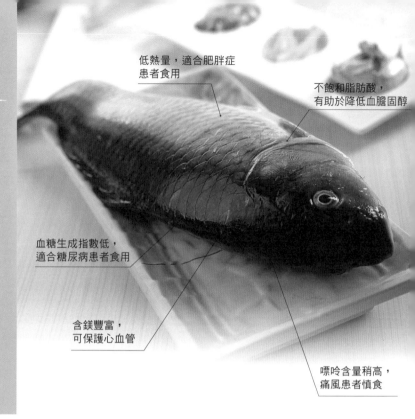

健脾胃消水腫
鯉魚

- 性平，味甘
- 歸脾、腎經

鯉魚具有開胃健脾、利水消腫、清熱解毒、化痰止咳、理氣通乳等功效，適用於脾胃虛弱、食欲不振、小便不利、氣血虧損、產後缺乳等症狀。現代臨床研究表明，鯉魚可輔助治療水腫、黃疸等。

低熱量，適合肥胖症患者食用

不飽和脂肪酸，有助於降低血膽固醇

血糖生成指數低，適合糖尿病患者食用

含鎂豐富，可保護心血管

嘌呤含量稍高，痛風患者慎食

● 這麼吃不傷胃

鯉魚要燒至熟透，蛋白質分解產生胺基酸，才更利於胃腸消化吸收。食用未熟透的鯉魚還可能導致寄生蟲病。

● 養胃去病根

控制血糖 | 鯉魚低熱量，而且含有豐富的鎂，利於降糖和保護心血管，常吃有助於預防糖尿病及心血管疾病的發生。與豆腐一同燉湯，可用於糖尿病伴虛火上炎、心腎不交等症狀。

防治冠狀動脈疾病 | 鯉魚中的脂肪多為不飽和脂肪酸，具有良好降低膽固醇的作用，經常食用有助於防治冠狀動脈疾病、動脈粥樣硬化，維護健康。

消水腫 | 鯉魚具有利水消腫、清熱解毒的功效，尤其適合腎炎水腫、肝硬化腹水以及其他水腫的人經常食用。

● 食用禁忌

鯉魚屬於發物，患有皮膚濕疹、蕁麻疹、支氣管哮喘、淋巴結核、惡性腫瘤的人不宜食用。鯉魚的嘌呤含量稍高，痛風患者要慎食。

● 養胃搭配

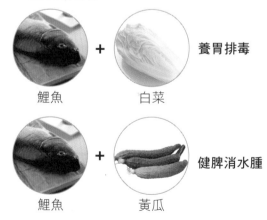

鯉魚 + 白菜　　養胃排毒

鯉魚 + 黃瓜　　健脾消水腫

養胃除病特效方

鯉魚粥

材料 鯉魚1條，白米100克，紅豆50克，鹽、黃酒、蔥花、薑末、香油各適量。

做法 將白米與紅豆分別洗淨後浸泡過夜。將鯉魚處理乾淨，放入鍋中，加適量水、黃酒、蔥花、薑末、鹽煮至魚肉熟爛，用湯篩過濾去魚刺。在魚湯鍋內，加入白米、紅豆和適量水，用小火煮至米、豆熟爛，淋上香油即成。

用法 早晚餐食用。

功效 具有催乳健胃、安胎止嘔的功效，適用於妊娠嘔吐、產後缺乳。

蜜汁鯉魚

材料 鯉魚1條，植物油、醬油、黃酒、蜂蜜、蔥段、薑末、鮮湯、香油各適量。

做法 將鯉魚處理乾淨，用醬油稍醃。油鍋燒熱，將鯽魚放入油鍋炸至金黃色、外皮發脆時撈起。鍋內留底油，加醬油、黃酒、蜂蜜、薑末和鮮湯，熬至滷汁稠濃，將魚和蔥段放入，使魚四周蘸上滷汁，淋上香油即成。

用法 佐餐食用。

功效 具有開胃健脾、安胎止痛的功效，適用於妊娠合併腹痛。

鯉魚蘑菇粥

材料 鯉魚1條，鮮蘑菇、白米各100克，蔥花、薑末、胡椒粉、黃酒、香油、鹽各適量。

做法 將鮮蘑菇用淡鹽水浸泡半小時，再洗淨；白米淘洗乾淨。將鯉魚處理乾淨，放入鍋中，加入蔥花、薑末、黃酒、胡椒粉及適量水，大火煮沸，轉小火煮至魚肉爛。過濾去魚刺，放入白米、鮮蘑菇，加適量水，小火慢慢煮至米開花時，放入鹽、香油調味即可。

用法 早晚餐食用。

功效 具有通乳汁、補虛損的功效，適用於腎炎水腫、腳氣、咳嗽、氣逆、產後缺乳等。

檸檬鯉魚

材料 鯉魚1條，雞蛋1個，檸檬汁、黃酒、蔥薑汁、白醋、植物油、太白粉、鹽、白糖、麵粉各適量。

做法 將鯉魚處理乾淨，在魚兩面劃刀，用鹽、黃酒、蔥薑汁醃15分鐘。檸檬汁、白糖、白醋加水兌成調味汁。太白粉、麵粉、蛋液加水攪拌成雞蛋糊。油鍋燒熱，將鯉魚裹上雞蛋糊，放入油鍋炸至熟撈起。炸魚的同時另起鍋，倒入兌好的調味汁，燒開後用太白粉勾芡，將調味汁澆在魚身上即成。

用法 佐餐食用。

功效 具有健脾益胃、利水消腫、生津去暑的功效，適用於腎炎水腫、腳氣、咳嗽、氣逆、產後缺乳等。

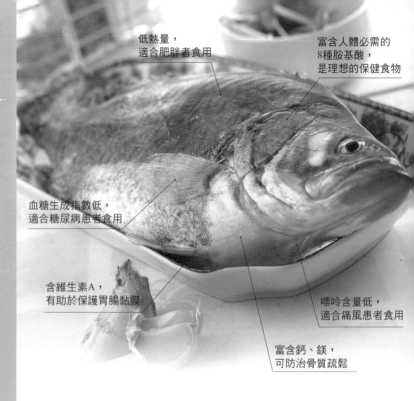

益脾養胃補氣血
鱖魚

- 性平，味甘
- 歸脾、胃、大腸經

鱖魚具有補氣血、益脾胃的功效，適用於氣血不足、虛勞羸瘦、體倦乏力、食欲不振者食用。鱖魚富含蛋白質、維生素、鈣、鉀、鎂、硒等營養素，肉質細嫩，既能補虛，又不用擔心難以消化。

低熱量，適合肥胖者食用

富含人體必需的8種胺基酸，是理想的保健食物

血糖生成指數低，適合糖尿病患者食用

含維生素A，有助於保護胃腸黏膜

嘌呤含量低，適合痛風患者食用

富含鈣、鎂，可防治骨質疏鬆

● 這麼吃不傷胃

鱖魚最適合清蒸和醋溜，能促進胃腸的消化吸收。鱖魚雖然不適合寒濕者食用，但如果加入蔥、薑，即可避免這一弊端。

● 養胃去病根

抗骨質疏鬆｜鱖魚富含鈣、鎂、磷等礦物質，經常食用有抗骨質疏鬆的功效，還可以防止腿抽筋，輔助治療骨折。

防治營養不良｜鱖魚肉質豐腴細嫩，味道鮮美可口，富含人體必需的8種胺基酸，是營養不良者的理想食物，而且也是兒童和老人的理想保健食物。

減肥｜鱖魚是低熱量食物，而且富含抗氧化成分，不僅具有美容的功效，而且有助於減肥，特別對女性來說是極佳的選擇。

● 食用禁忌

鱖魚為虛勞食療的佳品，寒濕者不宜食用，咳血、哮喘病人不宜多食。鱖魚背鰭上的棘刺有毒，被刺傷後易引起腫痛、發熱、畏寒等症狀，因此處理鱖魚時要小心。

● 養胃搭配

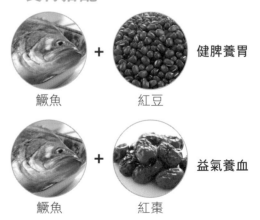

鱖魚 ＋ 紅豆 　**健脾養胃**

鱖魚 ＋ 紅棗 　**益氣養血**

養胃除病特效方

棗泥鱖魚卷

材料 棗泥100克,鱖魚1條,雞蛋1個,鹽、黃酒、醋、麵粉、白糖、葡萄酒、太白粉、雞湯、豬油、植物油各適量。

做法 將鱖魚處理乾淨,留中段,去皮、去骨,切片,用鹽、黃酒醃製。在鱖魚片一側撒上太白粉,放入棗泥抹勻,卷成捲。雞蛋清、麵粉、太白粉、豬油混合成麵糊。油鍋燒熱,把魚捲逐個掛勻糊,過油炸至金黃後撈出。另起鍋,放入白糖、葡萄酒、醋、鹽、雞湯燒沸,用太白粉勾芡,出鍋澆在魚捲上即成。

用法 佐餐食用。

功效 具有補益脾胃、益氣養血的功效,適用於胃虛食少、脾弱便溏、氣血津液不足、營衛不和、心悸怔忡、婦女臟躁(更年期綜合症)等。

芡實燉鱖魚頭

材料 芡實30克,鱖魚頭1個,黃酒、薑片、蔥段、鹽、雞油、胡椒粉各適量。

做法 將芡實去泥沙,洗淨;鱖魚頭去鰓、鱗,洗淨。將芡實、薑片、蔥段、黃酒同放燉鍋內,加適量水,大火燒沸,再用小火燉煮30分鐘,加入魚頭、鹽、雞油、胡椒粉煮熟即成。

用法 佐餐食用。

功效 具有補腎固精、抗骨質疏鬆的功效,適用於虛勞羸瘦、腿抽筋、骨質疏鬆等。

陳皮蒸鱖魚

材料 陳皮15克,鱖魚1條,香菜段、蔥段、甜醬油、香油、白糖、薑絲、太白粉、胡椒粉、鹽各適量。

做法 將陳皮用水浸軟,切細絲。鱖魚處理乾淨,用白糖、太白粉、胡椒粉、鹽攪勻塗勻魚身,把部分薑絲、陳皮絲、蔥段放在魚肚內。沸水入鍋,大火蒸9分鐘,撒上香菜段,淋上甜醬油、香油即成。

用法 佐餐食用。

功效 具有補益氣血、健脾養胃的功效,適用於貧血、體質虛弱、虛勞羸瘦、飲食不香之人。

干貝鱖魚羹

材料 干貝40克,桂花魚1條,鮮湯、陳皮、胡椒粉、白糖、太白粉、香油各適量。

做法 將干貝用熱水浸泡後,加太白粉、胡椒粉、白糖稍醃,隔水蒸12分鐘,待涼後撕成細絲。鱖魚剖好洗淨,用植物油、太白粉、胡椒粉塗勻內外,隔水蒸熟,待涼後取魚肉。陳皮浸軟切絲。燒沸鮮湯及干貝浸水,放入陳皮絲、干貝再煮20分鐘,用太白粉勾芡,加入鱖魚肉和鹽,待再沸即成。

用法 佐餐食用。

功效 具有養益氣血、清補和胃的功效,適用於虛勞、眩暈、盜汗、崩漏、帶下、產後淤血等。

白帶魚

- 性平、溫,味甘、鹹
- 歸肝、脾經

白帶魚具有和中開胃、健脾益氣、補血養肝的功效,富含蛋白質、不飽和脂肪酸、維生素A、磷、鎂、鉀等營養素,很適合營養不良者食用,對脾胃虛弱、消化不良、皮膚乾燥者尤為適宜。

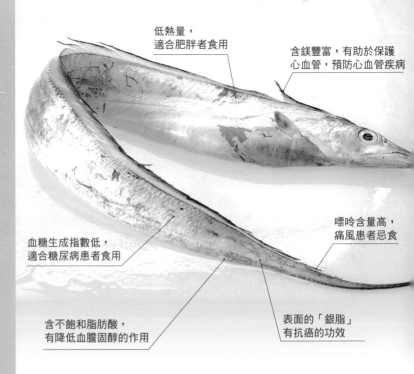

低熱量,
適合肥胖者食用

含鎂豐富,有助於保護心血管,預防心血管疾病

血糖生成指數低,
適合糖尿病患者食用

嘌呤含量高,
痛風患者忌食

含不飽和脂肪酸,
有降低血膽固醇的作用

表面的「銀脂」
有抗癌的功效

● 這麼吃不傷胃

白帶魚腥味較大,適合紅燒、糖醋等做法,用黃酒醃制也能有效去除其腥味。白帶魚與南瓜同食會影響蛋白質、鈣等的吸收,並刺激胃腸,容易導致消化不良。

● 養胃去病根

輔助降糖|白帶魚的脂肪多是不飽和脂肪酸,具有降低膽固醇的作用,可以輔助治療糖尿病。白帶魚與苦瓜同食,對糖尿病患者有降血糖和補虛益氣的功效。

保護心血管|白帶魚中豐富的鎂元素,對心血管系統有很好的保護作用,有利於預防高血壓、心肌梗塞等心血管疾病。

防癌|白帶魚身上的「銀脂」中含有一種抗癌成分,對輔助治療白血病、胃癌、淋巴腫瘤等有益。

食用禁忌|優質的白帶魚呈銀灰色,略有光澤,肉質緊實,無異味。而顏色發黃、無光澤、有黏液,或者鰓黑、破肚的是劣質白帶魚,不宜食用。過敏體質的人慎食。白帶魚是高嘌呤食物,所以痛風患者忌食。

● 養胃搭配

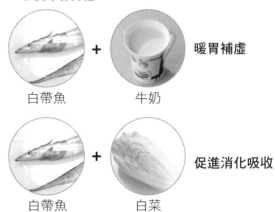

白帶魚 + 牛奶 　**暖胃補虛**

白帶魚 + 白菜 　**促進消化吸收**

養胃除病特效方

糖醋白帶魚

材料 白帶魚250克,醬油、白糖、植物油、醋、蔥花、黃酒各適量。

做法 將白帶魚處理乾淨,切成約10公分長的段,用部分黃酒和醬油醃製半小時,然後放入油鍋炸至兩面呈金黃色,撈出瀝油。鍋中留底油,倒入蔥花熗鍋,放入炸好的魚段,再倒入黃酒,燜幾分鐘,然後加入白糖、醋,再煨至白帶魚入味即成。

用法 佐餐食用。

功效 具有和中開胃、防癌抗癌的功效,適用於消化不良、產後缺乳、外傷出血、肝炎、皮膚乾燥等。

奶汁白帶魚

材料 白帶魚350克,牛奶100毫升,黃酒、鹽、番茄醬、熟芝麻屑、胡椒粉、太白粉、香油、植物油各適量。

做法 將白帶魚處理乾淨,切成小塊,用黃酒、鹽、胡椒粉、香油醃製入味,裹上太白粉,放入油鍋炸至金黃色,撈出瀝油。另起鍋加適量水燒沸,倒入牛奶、番茄醬攪動燒沸,放入鹽調味,用太白粉勾芡,澆在魚塊上,撒上熟芝麻屑即成。

用法 佐餐食用。

功效 具有補虛損、益胃氣的功效,適用於體虛羸瘦、食欲不振、消化不良、反胃、糖尿病、便祕等。

油煎白帶魚

材料 白帶魚500克,雞蛋2個,鹽、黃酒、植物油、麵粉各適量。

做法 將白帶魚處理乾淨,斬成5公分長的段,用鹽、黃酒拌勻,稍醃一會。雞蛋打入碗內,攪勻。油鍋燒熱,將白帶魚段蘸層麵粉,再掛雞蛋液,放入熱油鍋中煎至兩面金黃色即成。

用法 佐餐食用。

功效 具有補肝潤膚的功效,適用於消化不良、產後缺乳、外傷出血、肝炎、皮膚乾燥等。

茼蒿燜白帶魚

材料 白帶魚500克,茼蒿50克,黃酒、醬油、白糖、蔥花、薑末、花椒油、植物油各適量。

做法 將白帶魚處理乾淨,用適量醬油稍醃,放入油鍋內炸至金黃色撈出;茼蒿去雜質洗淨切段。油鍋燒熱,下蔥花、薑末煸香,加入茼蒿煸炒,放入魚段、黃酒、白糖、醬油燒至入味,出鍋裝盤淋上花椒油即成。

用法 佐餐食用。

功效 具有和脾胃、補虛損的功效,適用於食欲不振、消化不良、體虛瘦弱、乏力、肺熱咳嗽、肝炎等。

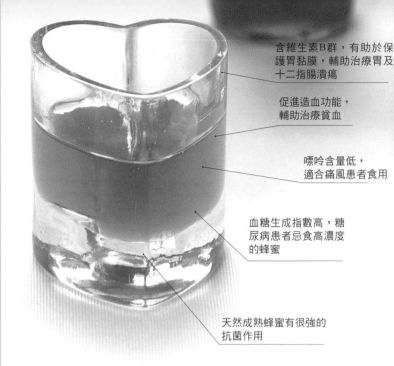

潤燥滑腸
蜂蜜

- 性平，味甘
- 歸肺、脾、大腸經

蜂蜜具有補中緩急、養陰止咳、潤燥通便的功效，適用於脾胃虛弱引起的倦怠食少、脘腹脹痛、腸燥便祕等。蜂蜜還能殺菌抗癌、促進潰瘍癒合，經常服用，對胃及十二指腸潰瘍有輔助治療作用。

含維生素B群，有助於保護胃黏膜，輔助治療胃及十二指腸潰瘍

促進造血功能，輔助治療貧血

嘌呤含量低，適合痛風患者食用

血糖生成指數高，糖尿病患者忌食高濃度的蜂蜜

天然成熟蜂蜜有很強的抗菌作用

● 這麼吃不傷胃

蜂蜜無論是用水沖服，還是用於食物調味，都對脾胃沒有傷害，需要注意的是，一定要保證蜂蜜純正無汙染。

● 養胃去病根

抗菌 | 天然蜂蜜具有很強的抗菌作用，能完全抑制鏈球菌和金黃色葡萄球菌。此外，對大腸桿菌和真菌都有很強的抑制作用，因而對傳染性腹瀉也有治療效果。

控制血糖 | 高濃度蜂蜜會引起血糖水準升高，當蜂蜜濃度低時，乙醯膽鹼降血糖的作用超過蜂蜜中所含的葡萄糖升高血糖的作用。糖尿病患者適量食用蜂蜜是有益的。

輔助治貧血 | 蜂蜜能促進造血功能，經常服用可使血液中的紅細胞和血紅蛋白數升高，用於輔助治療貧血。

● 養胃搭配

蜂蜜能助濕，且可滑腸，因此有濕熱痰滯、胸悶不寬、便溏或腹瀉者忌服。1歲以內的嬰兒忌食蜂蜜。蜂蜜忌煮沸和用沸水沖泡，以免破壞其中的營養成分。

● 養胃搭配

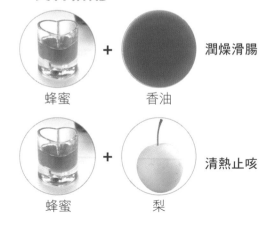

| 蜂蜜 | + | 香油 | 潤燥滑腸 |
| 蜂蜜 | + | 梨 | 清熱止咳 |

養胃除病特效方

蜂蜜香油

材料　蜂蜜250毫升，香油100毫升。

做法　將蜂蜜放入碗中，用竹筷不停地攪拌使其起泡，攪至蜂蜜泡濃密時，邊攪邊將香油緩緩地滲入蜂蜜中，小火加溫，攪至香油和蜂蜜完全混合即成。

用法　每日2次，每次10克。

功效　具有潤燥滑腸、清熱解毒的功效，適用於妊娠合併便祕。

蜂蜜蘿蔔汁

材料　白蘿蔔1根，蜂蜜100毫升。

做法　蘿蔔洗淨掏空中心，放入蜂蜜，置大碗內，加適量水，隔水蒸熟。

用法　每日2次，隨量飲用。

功效　具有清肺止咳化痰的功效，適用於慢性支氣管炎。

百合梨蜜

材料　百合60克，白梨300克，蜂蜜50毫升，冰糖30克，太白粉50克，豌豆10克。

做法　將百合洗乾淨，加蜂蜜拌勻，蒸熟後取出備用；白梨洗淨去皮和核，切成瓣狀；豌豆洗淨。冰糖放入鍋內加500毫升水，將冰糖熱化，再加入白梨、豌豆，倒入蒸好的百合，開鍋後用太白粉勾芡即成。

用法　隨意食用。

功效　具有潤肺止咳、清熱寧心的功效，適用於燥熱傷肺型慢性支氣管炎。

西瓜薑蜜

材料　西瓜1個（大約重2500克），薑片100克，香油150毫升，紅棗肉約20克，蜂蜜150毫升。

做法　將西瓜開蓋去掉中間部分瓜瓤，留瓜瓤約4公分厚，在瓜內加入薑片、香油、蜂蜜、紅棗肉，將瓜蓋好，放入鍋內固定，加水至西瓜1/3處，燉煮90分鐘即成。

用法　趁熱飲服，能1次吃完最好，也可分2次，第2次仍需加熱。

功效　具有潤肺胃、補肝腎、止咳平喘的功效，適用於肺腎兩虛型慢性支氣管炎。

蜜汁豆腐

材料　豆腐500克，蜂蜜60毫升，白糖、糖桂花、太白粉各適量。

做法　將鍋中加適量水燒開，加入白糖、蜂蜜、糖桂花調勻後，用太白粉勾芡，倒入切成小塊的豆腐，改用小火慢慢煮透即成。

用法　早晚餐食用。

功效　具有補益氣血、生津潤燥的功效，適用於慢性氣管炎、咽峽炎、消化性潰瘍、習慣性便祕等。

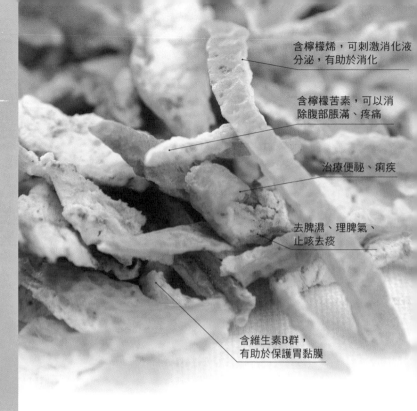

健脾理氣

陳皮

● 性溫,味辛、苦
● 歸肺、脾經

具有理氣、調中、燥濕的功效,適用於脘腹脹滿、噯氣、嘔吐、消化不良、氣逆等。陳皮中還含有一些低分子的揮發性物質,主要為檸檬烯,可以刺激消化液分泌,有助於食物消化。

含檸檬烯,可刺激消化液分泌,有助於消化

含檸檬苦素,可以消除腹部脹滿、疼痛

治療便祕、痢疾

去脾濕、理脾氣、止咳去痰

含維生素B群,有助於保護胃黏膜

● 這麼吃不傷胃

燉煮牛肉、豬肉或煮肉湯時,放入適量陳皮絲,能大大減少油膩感,不僅能開胃,還有利於胃腸消化吸收。

● 養胃去病根

化痰|陳皮是氣實痰滯的必備藥,可以去脾濕、理肺氣、瀉膀胱燥熱,從而達到化痰的目的。陳皮對治療感冒咳嗽、多痰很有幫助,感冒後可用來止咳去痰。

去寒|陳皮能和中健胃,防治由胃寒引起的嘔吐、噁心等症狀,將陳皮與薑一起煎水服用,可以發揮很好的暖胃作用。

緩解腹痛|陳皮含有橙皮苷和苦味素為代表的「檸檬苦素」,這種檸檬苦素味平和,易溶於水,有助於食物的消化,可以消除腹部脹滿,緩解由此引起的腹部疼痛。

● 養胃搭配

內有實熱或陰虛燥咳、吐血者忌食。

● 養胃搭配

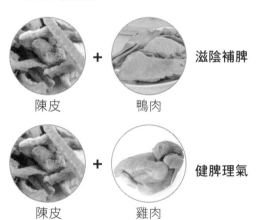

陳皮 + 鴨肉 **滋陰補脾**

陳皮 + 雞肉 **健脾理氣**

養胃除病特效方

陳皮涼茶

材料　陳皮20克。

做法　將陳皮洗淨，撕成小塊，放入茶杯內，倒入開水，蓋緊蓋子，待杯內水溫降至可飲用時飲汁。夏季時可將陳皮汁加上白糖，置於冰箱內。

用法　代茶頻飲。

功效　具有行氣健脾、燥濕化痰、順氣止咳的功效，適用於痰濕內聚型慢性支氣管炎。

薏仁陳皮粥

材料　炒薏仁30克，陳皮10克（鮮者加倍），白米適量。

做法　白米淘洗乾淨。陳皮擇淨，水煎取汁，加白米、炒薏仁、適量水一起煮成粥。

用法　早晚食用。

功效　具有燥濕化痰、理氣調中的功效，適用於痰濕內阻型不孕症。

陳皮菊花茶

材料　陳皮6克，菊花、綠茶各3克，紅糖適量。

做法　將陳皮洗淨切碎，與菊花、綠茶同放入大杯中，用開水沖泡，加蓋悶5分鐘，調入紅糖即成。

用法　代茶頻飲，可沖泡3～5次。

功效　行氣消脹、和中開胃，適用於肝氣犯胃型慢性淺表性胃炎。

黃芪陳皮飲

材料　黃芪40克，黨參20克，紅糖10克，陳皮5克。

做法　將黃芪、黨參洗淨，放入鍋內熬煎取汁，連續3次，將3次黃芪、黨參液混合，加紅糖、陳皮，繼續煮熬片刻即成。

用法　早晚餐服用，常服有效。

功效　補氣升提、健脾養胃，適用於氣虛型胃下垂。

薏仁陳皮鴨肉湯

材料　鴨肉250克，炒薏仁、蓮子各30克，陳皮6克，薑片、鹽各適量。

做法　將鴨肉洗淨，斬塊；蓮子去心洗淨，陳皮洗淨。把全部用料一起放入砂鍋內，加適量水，大火煮沸，轉小火煮2小時，加鹽，再煮一沸即成。

用法　隨量飲湯食肉。

功效　補脾去濕，適用於急性病毒型肝炎。

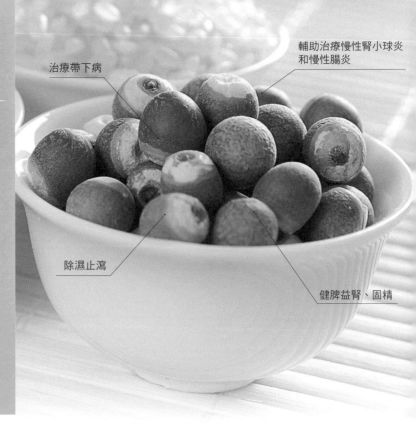

補脾止瀉
芡實

- 性平,味甘
- 歸脾、腎經

芡實具有健脾去濕止瀉、固腎澀精的功效,適用於脾虛久瀉、慢性腹瀉、小便不禁、白帶過多等。現代營養學認為,芡實富含的蛋白質、維生素C、胡蘿蔔素等是健脾益胃的關鍵營養素。

治療帶下病

輔助治療慢性腎小球炎和慢性腸炎

除濕止瀉

健脾益腎、固精

● 這麼吃不傷胃

用於煮食、燒菜、煮湯的佐料,也可磨粉製作糕點,對改善脾胃虛弱導致的腹瀉很有幫助。

● 養胃去病根

治白帶增多 | 芡實15克,菟絲子12克,用水煎服,每日1劑,每劑藥煎兩次,上午、下午各服1次。

治遺精、滑精 | 芡實、枸杞各12克,補骨脂、韭菜籽各9克,牡蠣24克,用水煎服。每日1劑,每劑藥煎兩次,上午、下午各服1次。

健腦 | 芡實與魚頭同燉食用,可以輔助治療神經衰弱,還有不錯的健腦功效。

● 養胃搭配

芡實性澀滯氣,一次忌多食,否則難以消化。芡實滋補斂澀,氣鬱痞脹、食運不化、大小便不利者慎用。尿頻尿痛、陽強不痿者忌服。

● 養胃搭配

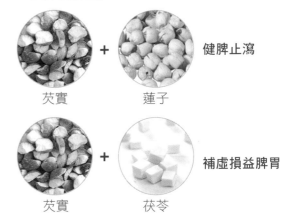

芡實 + 蓮子　健脾止瀉

芡實 + 茯苓　補虛損益脾胃

養胃除病特效方

芡實粥

材料 芡實、糯米各120克。

做法 將芡實洗淨、搗碎，再將糯米淘洗乾淨，一起放入鍋中，加水煮爛即可。

用法 早晚餐食用。

功效 具有補腎固精、健脾止瀉的功效，適用於腎虛遺精、氣虛自汗、脾虛腹瀉等。

芡實蓮子銀耳粥

材料 芡實5克，蓮子、銀耳各25克，山藥15克，白米、小米各30克。

做法 將芡實、蓮子、山藥、銀耳與白米、小米分別洗淨，一起入鍋，加適量水，共煮為粥。

用法 早晚餐食用，每日1劑。

功效 具有健脾止瀉的功效，適用於脾虛腹瀉、食欲不振、消化不良、體弱乏力等。

芡實粉花生粥

材料 芡實粉30克，花生50克，紅棗（去核）8顆，白糖適量。

做法 花生浸泡過夜，煮熟，撈出瀝水。芡實粉加冷開水攪打成糊，放入沸水中攪拌，再加花生、紅棗煮熟成粥，調入白糖。

用法 每日1劑，宜常吃。

功效 具有補腎斂汗、養心安神、健腦增智的功效，適用於腎虛所致心煩意亂、自汗盜汗、失眠健忘等。

芡實茯苓糕

材料 芡實粉、山藥粉、蓮子粉各15克，茯苓粉8克，白米粉800克，白糖350克。

做法 將所有粉與白糖放入盆內，混合均勻，倒入適量水，揉成團狀，做成糕，放入蒸餾用大火蒸60分鐘，待熟透離火即成。

用法 當點心食用。

功效 具有補虛損、益脾胃的功效，適用於脾虛久瀉、腎虛遺精、小便不禁、白帶過多等。

芡實魚頭湯

材料 大魚頭1個，雞翅100克，豆腐1塊，芡實50克，芹菜末、鹽、植物油各適量。

做法 雞翅汆水洗淨；大魚頭切開邊，煎至兩面微黃色鏟起。瓦煲加適量水燒開，放入魚頭、雞翅、豆腐、芡實，再煲沸，小火煲2小時，再加入芹菜末，加鹽調味即可。

用法 佐餐食用。

功效 具有健腦養神的功效，適用於腦腎兩虛而致的早洩、遺精、神經衰弱、腰痛等。

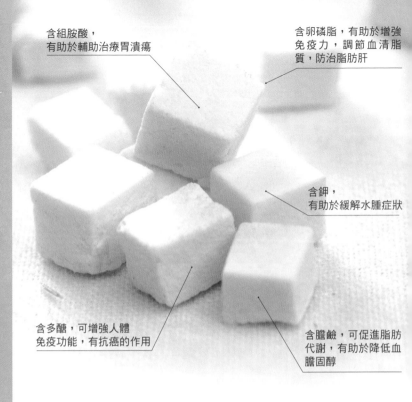

健脾胃消水腫
茯苓

- 性平、味甘
- 歸脾、肺、腎經

中醫認為，茯苓具有健脾和胃、利水消腫的功效，適用於小便不利、脾虛食少、大便腹瀉等。現代研究發現，茯苓含有類三萜化合物、多醣及膽鹼、卵磷脂、鉀、鎂等，有很好的利水滲濕作用。

含組胺酸，有助於輔助治療胃潰瘍

含卵磷脂，有助於增強免疫力，調節血清脂質，防治脂肪肝

含鉀，有助於緩解水腫症狀

含多醣，可增強人體免疫功能，有抗癌的作用

含膽鹼，可促進脂肪代謝，有助於降低血膽固醇

● 這麼吃不傷胃

茯苓是藥食兩用的滋補佳品，磨粉與主糧混食最養脾胃，可以製作成各種餅、糕點或煮粥。

● 養胃去病根

治療哮喘｜茯苓粉20克，生薑粉10克，將兩者混合在一起，每天取一點沖水喝，對治療哮喘很有幫助。

止咳平喘｜茯苓15克，川貝母10克，梨500克，加適量冰糖一同煮湯，有清熱生津、潤肺化痰、止咳平喘的功效。

增強免疫力｜茯苓含有多醣、茯苓酸、樹膠、膽鹼、卵磷脂、組胺酸、鉀鹽等成分，可以增強人體的免疫力，提高抗病能力，有抗腫瘤、抑菌、增強心肌收縮力、保護肝臟等作用。

● 養胃搭配

中氣下陷、腎虛、多尿、小便不禁以及虛寒滑精者忌食。茯苓與酸性食物同食會降低藥效，辛辣食物與茯苓的藥性相反，也不宜同食。

● 養胃搭配

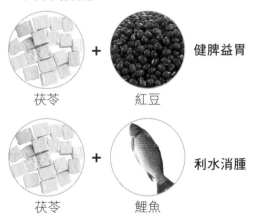

茯苓　＋　紅豆　　**健脾益胃**

茯苓　＋　鯉魚　　**利水消腫**

養胃除病特效方

茯苓紅豆粥

材料 茯苓粉、山藥粉各25克，紅豆、薏仁各50克，白糖適量。

做法 紅豆洗淨後浸泡半日，與洗淨的薏仁共煮粥，待豆熟爛後，加入茯苓粉及山藥粉煮至粥成，加白糖調味即可。

用法 每日1劑，早晚餐食用。

功效 具有清熱化濕、健脾和中的功效，適用於濕熱下注。

茯苓粉粥

材料 茯苓粉20克，白米100克。

做法 將白米淘洗乾淨，加水煮粥，待粥半熟時加入茯苓粉，繼續煮至粥熟，即成。

用法 每日1劑，早晚餐食用。

功效 具有利水去濕、補益脾胃、定心安神的功效，適用於經行泄瀉。

茯苓豆腐

材料 豆腐500克，茯苓粉30克，松子40克，胡蘿蔔、鮮香菇、蛋清、鹽、黃酒、鮮湯、太白粉各適量。

做法 鮮香菇洗淨切片；胡蘿蔔洗淨切成菱形薄片。將豆腐切成小方塊裝盤，撒上茯苓粉、鹽，抹上蛋清、擺上香菇片、胡蘿蔔、松子，放入蒸鍋大火蒸10分鐘。鮮湯、鹽、黃酒倒入鍋內，燒開加太白粉勾芡，澆在豆腐上即成。

用法 佐餐食用。

功效 具有健脾化濕、減肥降糖等功效，適用於單純性肥胖症、脂肪肝、血脂異常等。

三仁茯苓餅

材料 小麥粉200克，核桃粉、熟花生粉各20克，松子5克，茯苓粉100克，發酵粉適量。

做法 將小麥粉、茯苓粉拌勻，加水調成糊狀，再加入發酵粉，拌勻後拌入核桃粉、松子、熟花生粉，製成餅，入烤箱烤熟。

用法 隨量食用。

功效 具有養血潤燥、滋陰除濕、美膚容顏等功效，適用於血虛所致皮膚無光澤、毛髮乾枯等。

茯苓冬瓜皮湯

材料 茯苓、冬瓜皮各30克，鯽魚500克，薑片、鹽各適量。

做法 將鯽魚處理乾淨；茯苓、冬瓜皮洗淨。將全部用料放於砂鍋內，加適量水，大火燒沸後，小火煮2小時即可。

用法 隨量食用。

功效 具有健脾滲濕、利水通淋的功效，適用於慢性前列腺炎等。

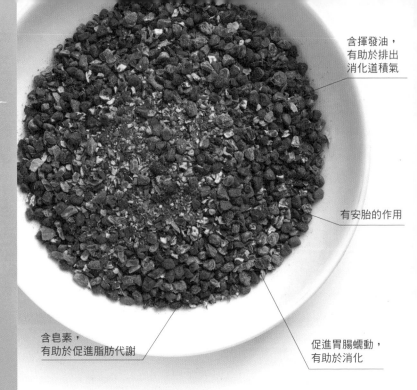

行氣調胃
砂仁

- 性溫，味辛
- 歸脾、胃經

砂仁具有化濕、行氣、溫中、安胎的功效，適用於脘腹脹悶、消化不良、噁心嘔吐、腹痛瀉痢、胎動不安等。砂仁水提液能加強離體回腸管的節律性運動，有促進胃腸蠕動的作用。

含揮發油，有助於排出消化道積氣

有安胎的作用

含皂素，有助於促進脂肪代謝

促進胃腸蠕動，有助於消化

● 這麼吃不傷胃
砂仁在家庭中一般用來燉湯和煮粥，不僅能調味，而且有很好的補中益氣功效。

● 養胃去病根
輔助治療慢性膽囊炎｜砂仁、黃連、木香各6克，柴胡、枳實、白芥子、大黃各10克，虎杖12克，銀花、白芍各15克，吳茱萸、甘遂、大戟各3克。用水煎服，每日服1劑，對輔助治療膽囊炎有很好的效果。
治療小兒厭食｜砂仁2克，放入杯中用沸水沖泡即成。代茶飲用。可消食開胃，適用於各型小兒厭食症。
改善小兒疳積｜砂仁3克，雞內金、陳皮各5克，白米60克，白糖適量。將前三者共研為細末，同淘洗淨的白米煮粥，至

粥熟爛加白糖調味。每日1劑，連服7~10日，可以有效改善小兒疳積、胃納減少、消化不良等症。

● 養胃搭配
陰虛血燥、火熱內熾者慎服。

● 養胃搭配

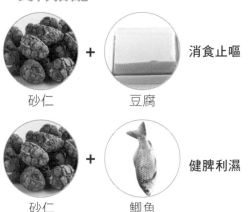

砂仁　＋　豆腐　　消食止嘔

砂仁　＋　鯽魚　　健脾利濕

養胃除病特效方

二花砂仁茶

材料　玫瑰花、合歡花各5克，砂仁2克。

做法　玫瑰花將開放時採摘，及時低溫乾燥；合歡花在每年6~7月份採摘，小火烘乾；砂仁打碎。將玫瑰花、合歡花、砂仁一起放入有蓋杯中，用沸水沖泡，加蓋悶3分鐘。

用法　代茶頻飲。

功效　具有疏肝理氣、和胃消食的功效，適用於妊娠合併腹痛。

薑汁砂仁粥

材料　薑汁20毫升，砂仁30克，白米100克。

做法　將砂仁、白米淘洗乾淨，加適量水煮粥，待粥成時調入薑汁即成。

用法　日服1劑，分數次食用。

功效　具有醒脾、通滯氣、散寒飲、溫肝腎的功效，適用於急性胃炎。

砂仁乳鴿湯

材料　砂仁6克，乳鴿1隻，山藥30克，胡椒20克，植物油、薑片、鹽各適量。

做法　將乳鴿處理乾淨；山藥洗淨去皮切片。油鍋燒熱，用薑片爆乳鴿至微黃。加水和胡椒，大火煮沸，改為用小火煲2小時。放入砂仁(打碎)，再繼續煲20分鐘，加鹽調味即成。

用法　佐餐食用。

功效　具有溫中健脾、行氣止嘔的功效，適用於嘔吐等。

砂仁鯽魚湯

材料　鯽魚150克，砂仁3克，陳皮6克，薑絲、蔥花、鹽各適量。

做法　將鯽魚處理乾淨，將砂仁放入魚腹中，然後與陳皮共同放入砂鍋內，加適量水，用大火燒開，放入薑絲、蔥花、鹽，煮至湯濃味香即可。

用法　佐餐食用。

功效　具有醒脾開胃、利濕止嘔的功效，適用於肝鬱脾虛型慢性肝炎。

砂仁豬肚絲

材料　豬肚1000克，砂仁10克，胡椒粉、花椒、薑片、蔥段、豬油、黃酒、鹽、太白粉各適量。

做法　將豬肚洗淨，刮去內膜，放蔥段、薑片、花椒同煮至爛熟，撈起豬肚切成細絲，再將原湯燒開，放入肚絲、砂仁、胡椒粉、黃酒、豬油，加鹽調味，用太白粉勾芡即成。

用法　佐餐食用。

功效　具有益氣健脾的功效，適用於小兒營養不良、脾氣虛弱、面黃、形體消瘦、懶言少動、厭食。

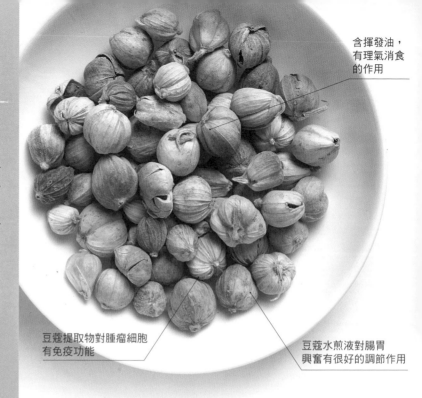

溫中化濕
白豆蔻

- 性溫，味辛
- 歸脾、胃經

白豆蔻具有行氣溫中、開胃消食、化濕消痞的功效，適用於濕濁中阻、不思飲食、濕溫初起、胸悶不饑、寒濕嘔逆、胸腹脹痛、食積不消等。白豆蔻對腸胃的興奮具有很好的調節作用。

含揮發油，有理氣消食的作用

豆蔻提取物對腫瘤細胞有免疫功能

豆蔻水煎液對腸胃興奮有很好的調節作用

● 這麼吃不傷胃

白豆蔻在煲湯和煮粥時常用來調味，但用量不宜過大，有很好的開胃消食作用。

● 養胃去病根

治虛瀉冷痢 | 白豆蔻辛溫而澀，入中焦，能暖脾胃、固大腸、止瀉痢，是治療虛寒性瀉痢之首選藥物。與肉桂、生薑、黨參、白術、訶子等藥同用，可以治脾胃虛寒型久瀉、久痢；與補骨脂、五味子、吳茱萸同用，可治脾腎陽虛型腹瀉。

治胃寒脹痛 | 白豆蔻辛香溫燥，常與木香、生薑、半夏等藥同用，能溫中理脾、行氣止痛，治胃寒氣滯、脘腹脹痛、食少嘔吐等症狀。

● 養胃搭配

實熱病症及陰虛火旺體質者不宜食用白豆蔻。

● 養胃搭配

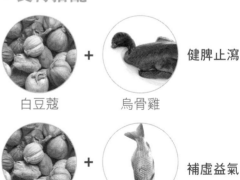

白豆蔻　＋　烏骨雞　　**健脾止瀉**

白豆蔻　＋　鯽魚　　**補虛益氣**

養胃除病特效方

白豆蔻粥

材料 白豆蔻5~10克，薑片2片，白米50克。

做法 將白豆蔻搗碎研為細末。白米淘洗淨後入鍋，加適量水，待煮沸後加入白豆蔻末及薑片，同煮為粥。

用法 早晚溫熱服食，3~5日為1療程。

功效 具有開胃消食、溫中下氣的功效，適用於虛冷瀉痢、脘腹疼痛及宿食不化、嘔吐。

白豆蔻饅頭

材料 白豆蔻15克，麵粉1000克，酵母粉、鹼水各適量。

做法 白豆蔻研細末。麵粉加水加酵母粉發麵，揉勻成團，待發好後，適時加入鹼水，撒入白豆蔻粉末，用力揉麵，直至鹼水、豆蔻粉均勻後，做成饅頭蒸熟。

用法 當早餐食用。

功效 具有溫中散寒、健脾理氣的功效，適用於腹痛脹悶不舒。

烏骨雞豆蔻

材料 烏骨雞1隻，白豆蔻30克，草果2顆，鹽、黃酒、蔥段、薑片各適量。

做法 將烏骨雞處理乾淨。將白豆蔻、草果烘至外部焦黑，內部焦黃，放入雞腹內，紮緊，放入鍋中，加入水、鹽、黃酒、蔥段、薑片，用大火燒開後轉用小火煮熟即成。

用法 佐餐食用。

功效 具有補虛益氣、健脾止瀉的功效，適用於腹痛腹瀉。

白豆蔻蒸鯽魚

材料 鯽魚1條，白豆蔻4粒，陳皮絲5克，鹽、蔥花、薑片、黃酒、胡椒粉、香油各適量。

做法 將白豆蔻洗淨烘乾，磨成細末，陳皮絲洗淨。鯽魚處理乾淨後將白豆蔻末、蔥花放入魚腹內。鯽魚放入盤中，撒上胡椒粉、黃酒、鹽、薑片、陳皮絲，澆上香油，放入蒸籠蒸約30分鐘即成。

用法 佐餐食用。

功效 具有健脾利濕的功效，適用於脾胃虛弱、食少、乏力、水腫、消渴、產後缺乳、痢疾、便血等。

白豆蔻餛飩

材料 豬肉末50克，餛飩皮、鹽、胡椒粉、白豆蔻末、薑汁各適量。

做法 將豬肉末加鹽、胡椒粉、白豆蔻末、薑汁和適量水，用力攪拌成肉餡。用餛飩皮包肉餡成餛飩，下鍋煮熟。另取碗放入鹽和胡椒粉，沖入原湯，將煮好的餛飩撈入碗中即成。

用法 當早餐食用。

功效 具有行氣寬中、養脾益腎的功效，適用於胸腔脹滿、食慾不振、骨質疏鬆等。

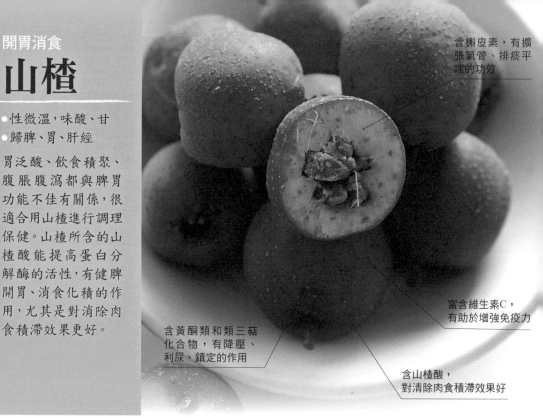

開胃消食
山楂

- 性微溫，味酸、甘
- 歸脾、胃、肝經

胃泛酸、飲食積聚、腹脹腹瀉都與脾胃功能不佳有關係，很適合用山楂進行調理保健。山楂所含的山楂酸能提高蛋白分解酶的活性，有健脾開胃、消食化積的作用，尤其是對消除肉食積滯效果更好。

含檞皮素，有擴張氣管、排痰平喘的功效

富含維生素C，有助於增強免疫力

含黃酮類和類三萜化合物，有降壓、利尿、鎮定的作用

含山楂酸，對清除肉食積滯效果好

● 這麼吃不傷胃

山楂含有大量的山楂酸、果酸等，飽腹時食用不傷胃，而空腹食用會使胃酸增多，刺激胃黏膜，使胃泛酸、發脹。

● 養胃去病根

降血壓｜山楂中的黃酮類和類三萜化合物，具有利尿、鎮靜、改善血液循環的功能，可以降低血清膽固醇、降血壓、擴張冠狀動脈、增加心肌收縮力和減慢心率。

防治痛風｜山楂含有的黃酮類物質具有很強的抗氧化性，能保護細胞免受破損，減少尿酸鹽的生成，山楂所含的類三萜化合物能防治痛風併發症。

排痰｜山楂中的檞皮素具有擴張氣管、促進氣管纖毛運動、排痰平喘的功效，是氣管炎患者食療的好選擇。

● 養胃搭配

山楂多食耗氣，體虛者少吃，胃酸過多、氣虛便溏、齲齒、脾虛無積滯、消化性潰瘍者不宜食用。

● 養胃搭配

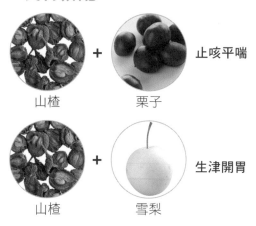

山楂　＋　栗子　　止咳平喘

山楂　＋　雪梨　　生津開胃

養胃除病特效方

山楂粥

材料 山楂10～15克，白米50克，白糖適量。

做法 將山楂洗淨放入炒鍋中炒至棕黃色，與淘洗乾淨的白米一起放入砂鍋中，加適量水煮成稠粥，加入白糖調味即可。

用法 每日早上趁溫熱食用，可常食。

功效 具有散瘀化積、降血脂、抗癌腫的功效，常食對預防膽囊癌有一定作用。

山楂栗子

材料 山楂、栗子各250克，銀杏8克，白糖、桂花糖、蜂蜜、香油各適量。

做法 將山楂洗淨，煮至五成熟，去皮、核；栗子洗淨，去殼；銀杏去殼、膜，洗淨。栗子、銀杏放入盆內，加水，放入蒸籠蒸20分鐘，熟透取出。鍋內放入白糖、水、蜂蜜、山楂、栗子及銀杏同煮，煮沸後用小火燉，放入桂花糖，淋上香油即可。

用法 每日1劑，分2次服。

功效 具有補腎健脾、止咳定喘的功效，適用於脾肺兩虛型慢性支氣管炎。

山楂雪梨絲

材料 雪梨800克，山楂15個，白糖30克，桂花醬3克，芝麻適量。

做法 將山楂洗淨，焯水後晾乾水分。炒鍋加適量水，加白糖、桂花醬，熬至糖液能拔出絲時，放入芝麻、山楂，使山楂蘸勻糖漿，取出裝盤。雪梨洗淨，去皮切絲，加白糖拌勻，裝在盤中即成。

用法 隨意食用。

功效 具有生津化痰、開胃消食的功效，適用於痰熱伏肺型慢性支氣管炎。

山楂炒綠豆芽

材料 鮮山楂150克，綠豆芽200克，花椒5粒，蔥絲、薑絲、鹽、黃酒、植物油等材料各適量。

做法 將綠豆芽摘去根鬚，洗淨瀝乾；山楂去核切成絲。油鍋燒熱，放入花椒炸出香味時撈出，再放蔥絲、薑絲煸香，加入綠豆芽，加黃酒、鹽、山楂炒幾下即成。

用法 佐餐食用。

功效 具有健脾活血、去脂減肥的功效，適用於單純性肥胖症、冠狀動脈疾病、血脂異常。

山楂栗子蓮子湯

材料 栗子150克，蓮子100克，山楂50克，白糖適量。

做法 將栗子用刀切開一個口，放入溫水中浸泡，去殼及皮，洗淨，切成小塊；蓮子泡發；山楂洗淨，切片。栗子、蓮子、山楂入鍋內，加入適量水，大火煮沸，改小火煮50分鐘，加入白糖攪勻。

用法 代茶頻飲。

功效 具有健脾消食的功效，適用於消化不良等。

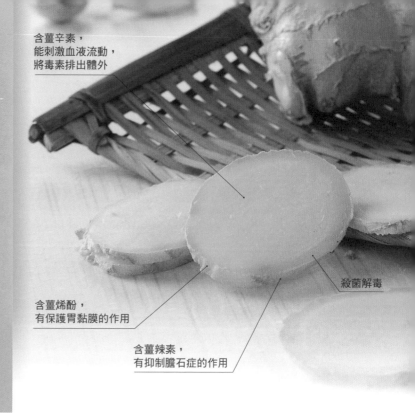

含薑辛素，
能刺激血液流動，
將毒素排出體外

殺菌解毒

含薑烯酚，
有保護胃黏膜的作用

含薑辣素，
有抑制膽石症的作用

溫中散寒
生薑

- 性溫，味辛
- 歸脾、胃、心、肺經

生薑具有發汗解表、溫中散寒、和胃止嘔的功效，適用於脾胃虛弱、水腫、消渴、痢疾、便血等。現代藥理研究證明，生薑能促進消化液的分泌，抑制腸內異常發酵及促進腸內積氣的排出。

● 這麼吃不傷胃

生薑可以抑制腸胃細菌的滋生，還能殺滅口腔致病菌和腸道致病菌，很適合在炎熱的夏季食用。嫩薑主要用於炒、拌、泡等，與主料一起烹製，老薑常用於去除動物性食物的腥膻味。

● 養胃去病根

防治感冒｜生薑中的薑辛素對心臟和血管都有刺激作用，能使心臟加快跳動，血液流動加快，流到皮膚去的血液增多，促使身上的汗毛孔張開，汗液增多，可帶走多餘的熱，而且還能將毒素排出體外。

消炎平喘｜支氣管炎主要原因為病毒和細菌對支氣管的反覆感染，而生薑有很好的殺菌解毒作用，對慢性支氣管炎、哮喘有很好的治療效果。

緩解膽石症｜生薑中的薑辣素能抑制前列腺素合成，能相對抑制膽汁中黏蛋白的形成，達到緩解膽石症的目的。

● 養胃搭配

生薑性熱，多汗者、陰虛內熱者、肝炎患者忌食，患有眼疾、癰瘡和痔瘡者不宜多食，孕婦慎服。

● 養胃搭配

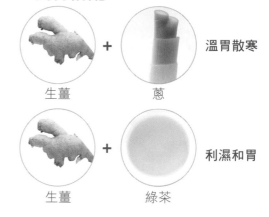

生薑 ＋ 蔥　　溫胃散寒

生薑 ＋ 綠茶　　利濕和胃

養胃除病特效方

生薑粥

材料　薑片6克，白米（糯米）100克，紅棗2顆。

做法　將薑片同白米（糯米）、紅棗洗淨後同煮為粥。

用法　早晚餐食用。

功效　具有暖脾胃、散風寒、止咳喘的功效，適用於慢性支氣管炎。

薑汁砂仁飲

材料　薑汁20毫升，砂仁4克。

做法　將砂仁加水煎煮4分鐘，取汁，調入薑汁即成。

用法　每日服1劑，分數次食用。

功效　具有醒脾、通滯氣、散寒飲、溫肝腎的功效，適用於急性胃炎。胃痛屬火、暑熱腹瀉、氣虛脫肛、肺熱咳嗽者均不宜服用。

半夏薑棗茶

材料　法半夏6克，薑片3克，紅棗3顆。

做法　將法半夏、薑片、紅棗洗淨，一同放入砂鍋中，加水煎湯。

用法　日服1劑，分2次服。7天為1療程。

功效　具有溫補脾胃、散寒止痛的功效，適用於消化性潰瘍。

當歸生薑羊肉湯

材料　當歸30克，薑片15克，羊肉250克，鹽、蔥段各適量。

做法　將羊肉洗淨，切成小塊，與當歸、薑片、蔥段共同放入砂鍋中，加適量水，用大火煮沸，再用小火煮至肉爛湯稠，加入鹽，再煮片刻即成。

用法　佐餐食用，吃肉喝湯。

功效　具有溫補脾胃的功效，適用於肝硬化。

核桃薑茶飲

材料　核桃30克，細茶6克，紅糖、薑片各9克。

做法　將核桃、細茶、紅糖、薑片同放鍋中，加適量水，煎煮40分鐘，取液400毫升。

用法　溫熱空腹飲之，分2次服。

功效　具有溫中健脾、補腎止痢的功效，適用於慢性結腸炎。

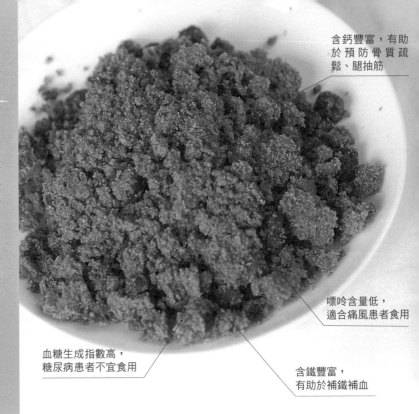

暖脾胃益氣血
紅糖

- 性性溫，味甘
- 歸肝、脾、腎經

紅糖除了為人體提供熱量外，還能補充鐵、鉻等礦物質營養素，具有益氣、緩中、化食、健脾暖胃、止痛、行血、活血散寒的功效，適用於脘腹冷痛、風寒感冒、月經不調等。

含鈣豐富，有助於預防骨質疏鬆、腿抽筋

嘌呤含量低，適合痛風患者食用

血糖生成指數高，糖尿病患者不宜食用

含鐵豐富，有助於補鐵補血

● 這麼吃不傷胃

紅糖一般用作烹調的調味品，用開水、黃酒等溶化後飲用，有很好的健脾暖胃、活血化瘀作用。

● 養胃去病根

補血｜紅糖除了含有豐富的鐵外，還含有十分豐富的微量元素成分，其中有些微量元素具有強烈刺激身體造血的功能，所以貧血患者可以經常適量食用紅糖。

抗衰老｜紅糖富含鈣、鐵，還含有少量的維生素B2及胡蘿蔔素，從紅糖中提取的一種叫做「糖蜜」的多醣，具有較強的抗氧化功效，對於抗衰老有明顯的作用。

防治痛經｜經期可以適當喝些紅糖水，能促進血液的循環，補充月經的出血，

特別適合月經不調和痛經的女性飲用，但注意不要在紅糖水中添加其他東西。

● 養胃搭配

素有痰濕、腹脹、食欲不振者不宜食用。

● 養胃搭配

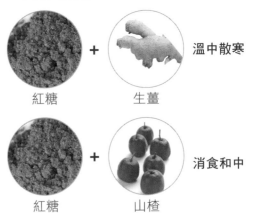

紅糖　＋　生薑　　溫中散寒

紅糖　＋　山楂　　消食和中

養胃除病特效方

——— 焦山楂紅糖茶 ———

材料　紅茶3克，焦山楂10克，紅糖適量。

做法　水煎取汁。也可加1~2片生薑同用。

用法　分3次飯前代茶飲，每日1劑，連服3~4天。

功效　具有消食和中的功效，適用於產後腹瀉。

——— 芝麻紅糖飲 ———

材料　黑芝麻60克，紅糖100克，米酒20毫升，肉桂5克。

做法　將肉桂浸入米酒中1日。將黑芝麻淘淨晾乾，炒熟，趁熱沖入米酒，然後加紅糖拌勻即成。

用法　細細嚼服，每日1劑，連服7日。

功效　具有溫補脾腎、固攝沖任的功效，適用於功能性子宮出血。

——— 醋蒜紅糖飲 ———

材料　大蒜250克，醋250毫升，紅糖90克。

做法　大蒜去皮搗爛，浸泡在糖醋水中，一星期後取汁服用。

用法　代茶飲，每次1湯匙，每日3次。

功效　具有化痰燥濕止咳的功效，適用於痰濕內聚型慢性支氣管炎。

——— 白蘿蔔紅糖粥 ———

材料　白蘿蔔1個，白米50克，紅糖適量。

做法　將白蘿蔔洗淨切片，加水先煮30分鐘，加入淘洗乾淨的白米，用大火燒開，再轉用小火熬煮成稀粥，調入紅糖。

用法　早晚餐食用。

功效　具有開膈順氣、健胃的功效，適用於小兒食欲不振、營養不良。

——— 紅棗紅糖煮南瓜 ———

材料　紅棗20顆，南瓜500克，紅糖適量。

做法　紅棗洗淨去核，南瓜洗淨削去皮，加紅糖及適量水，煮爛服食或佐餐食用。

用法　當點心食用。

功效　具有補中益氣、收斂肺氣的功效，適用於胃虛食少、脾弱便溏、氣血津液不足、心悸怔忡。

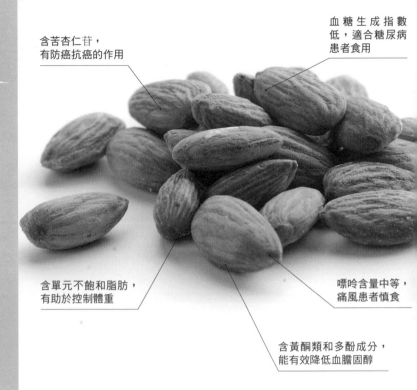

潤腸通便

杏仁

- 性溫，味苦
- 歸肺、大腸經

杏仁含有油脂、苦杏仁苷、蛋白質等成分，味苦而下氣，所以有潤腸通便、養胃生津、澤膚美容的功效，適用於腸燥便祕。但杏仁只適用於腸燥等實證，凡陰虧、鬱火者不宜長期食用。

含苦杏仁苷，有防癌抗癌的作用

血糖生成指數低，適合糖尿病患者食用

含單元不飽和脂肪，有助於控制體重

嘌呤含量中等，痛風患者慎食

含黃酮類和多酚成分，能有效降低血膽固醇

● 這麼吃不傷胃

杏仁可與紅糖、桃仁、牛奶、薏仁、紅豆、甘草等烹製，既可以促進胃腸的吸收與蠕動，又能潤肺平喘、止咳去痰。

● 養胃去病根

止咳｜杏仁常用於外感風寒引起的咳嗽、痰多、胸悶氣短、咽喉腫痛等症狀，對肺熱、心燥、喘粗氣的緩解效果顯著。甜杏仁偏於治肺虛肺燥引起的咳嗽，苦杏仁善於治肺實引起的咳喘。

保護心臟｜杏仁含有豐富的黃酮類和多酚類成分，能有效降低膽固醇，降低心臟病等多種慢性病的發生率。

減肥｜杏仁所含的脂肪多為單元不飽和脂肪，對控制體重有益，部分脂肪沒有被消化，雖然降低了部分優質脂肪的攝入，但有利於熱量的控制。

● 養胃搭配

陰虛咳嗽及大便溏泄者忌食。苦杏仁含有小毒，一次不宜吃太多，否則可能會出現噁心、腹瀉、嘔吐、頭痛、心慌、呼吸急促等症狀。

● 養胃搭配

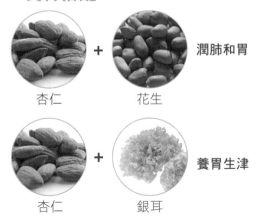

杏仁 ＋ 花生　　潤肺和胃

杏仁 ＋ 銀耳　　養胃生津

養胃除病特效方

杏仁粥

材料 甜杏仁20克，白米100克，白糖適量。

做法 將甜杏仁放入開水中浸泡片刻，剝去外皮；白米淘洗乾淨。甜杏仁和白米加水磨成漿，用紗布濾去殘渣，放入鍋中，加適量水煮沸，撇去浮沫，加入白糖即成。

用法 早晚餐食用。

功效 具有潤腸通便、潤肺去痰、止咳平喘的功效，適用於便祕、支氣管哮喘、慢性支氣管炎等。

花生杏仁粥

材料 甜杏仁10克，蜂蜜10毫升，花生、白米各50克。

做法 將白米、甜杏仁、花生分別洗淨，一起煮粥，粥熟後加入蜂蜜，調勻即成。

用法 早餐食用，每日1劑。

功效 具有澤肌亮膚、美顏潔容的功效，適用於血虛所致肌膚不澤、面色憔悴等。

杏仁銀耳

材料 甜杏仁50克，銀耳30克，冰糖200克，糯米漿50毫升。

做法 將甜杏仁浸泡後去皮，切碎加水磨成漿，過濾去渣；銀耳泡發後去蒂洗淨；糯米漿加水調稀。冰糖放入鍋中煮溶化，倒入銀耳碗內，蒸約20分鐘。將蒸銀耳的原湯、杏仁漿、糯米漿倒入鍋，不斷攪動，待煮成糊時，倒入銀耳稍煮片刻即可。

用法 佐餐食用。

功效 具有滋陰潤肺、養胃生津、潤腸通便的功效，適用於燥熱傷肺型慢性支氣管炎。

花生杏仁豆漿

材料 花生30克，甜杏仁15克，黃豆40克。

做法 將花生、甜杏仁、黃豆洗淨後，加水浸泡至軟，共研磨成漿，濾去渣，倒入鍋內，加適量水，小火煮沸後繼續煮2~3分鐘。

用法 每日1劑，分2次飲用。

功效 具有止咳潤肺、潤腸通便、補脾益氣的功效，適用於慢性支氣管炎等。

杏仁海帶蓮棗羹

材料 甜杏仁、海帶粉、紅糖各20克，蓮子30克，紅棗（去核）15顆，藕粉50克。

做法 將甜杏仁、蓮子、紅棗洗淨，用溫水浸泡1小時。將甜杏仁、蓮子、紅棗一起放入鍋中，加適量水，煮至熟爛，再轉大火煮沸，調入海帶粉、藕粉，不斷攪拌，再加紅糖拌勻即可。

用法 早晚餐食用。

功效 具有去痰散瘀、消痤軟堅、澤膚美容的功效，適用於痤瘡、單純性甲狀腺腫、皮膚乾燥症等。

看得懂的養胃方

脾胃氣虛最宜用

四君子湯

養胃指數 ★★★★★

來源
《太平惠民和劑局方》

原文記載
「人參（去蘆）、白朮、茯苓（去皮）、甘草（炙）各等分。上為末，每服二錢，水一盞，煎至七分，通口服，不拘時候；入鹽少許，白湯點亦得。」

用法
水煎服。

功效
益氣健脾。主治脾胃氣虛證。本方常用於慢性胃炎、胃及十二指腸潰瘍等屬脾氣虛者。

使用注意
脾胃濕熱者慎用。

加減法
①嘔吐：加半夏以降逆止嘔。
②胸膈痞滿：加枳殼、陳皮以行氣寬胸。
③心悸失眠：加酸棗仁以寧心安神。
④兼畏寒肢冷、脘腹疼痛：加乾薑、附子以溫中去寒。

中成藥
四君子合劑

● 現代組方
人參、白朮、茯苓各9克，炙甘草6克。

君 人參
甘溫益氣，健脾養胃。
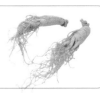

臣 白朮
苦溫，健脾燥濕，加強益氣助運之力。

佐 茯苓
甘淡，健脾滲濕。白朮、茯苓相配，增強健脾去濕功效。

使 炙甘草
益氣和中，調和諸藥。

保和丸

養胃指數 ★★★★☆

來源
《丹溪心法》

原文記載
「山楂（六兩），神曲（二兩），半夏、茯苓（各三兩），陳皮、連翹、萊菔子（各一兩）。上為末，炊餅為丸，如梧桐子大，每服七八十丸，食遠白湯下。」

用法
共為末，水泛為丸，每服6~9克，溫開水送下。亦可水煎服，用量按原方比例酌減。

功效
消食和胃。主治食滯胃脘證。常用於急慢性胃炎、急慢性腸炎、消化不良、小兒腹瀉等屬食積內停證。

使用注意
本方屬攻伐之劑，故不宜久服。

加減法
①若食積較重：加枳實、檳榔。
②苔黃脈數：加黃連、黃芩。
③大便祕結：加大黃。
④脾虛：加白朮。

中成藥
保和丸

● 現代組方
山楂180克，神麴60克，半夏、茯苓各90克，陳皮、連翹、萊菔子各30克。

山楂
消一切飲食積滯，擅長消肉食油膩之積。

神曲
甘辛性溫，消食健胃，擅長化酒食陳腐之積。

萊菔子
辛甘而平，下氣消食除脹，擅長消穀類面食積滯。

半夏、陳皮
性溫，理氣化濕，和胃止嘔。

連翹
味苦微寒，可散結助消積。

茯苓
甘淡，健脾利濕，和中止瀉。

憂勞思慮吃飯少宜用

歸脾湯

養胃指數 ★★★★★

來源
《正體類要》

原文記載
「白朮、當歸、白茯苓、黃芪（炒）、遠志、龍眼肉、酸棗仁（炒）（各一錢），人參（一錢），木香（五分），甘草（炙，三分）。加生薑、紅棗，水煎服。」

用法
加生薑、紅棗，水煎服。

功效
益氣補血，健脾養心。主治心脾氣血兩虛證、脾不統血證。常用於胃及十二指腸潰瘍出血、再生不良性貧血、神經衰弱等屬心脾氣血兩虛及脾不統血者。

使用注意
濕熱阻滯者不宜。

加減法
①崩漏下血偏寒：加艾葉、炮薑炭，以溫經止血。
②偏熱：加生地炭、阿膠珠、棕櫚炭，以清熱止血。

中成藥
歸脾丸

● 現代組方
白朮、當歸、茯苓、炒黃芪、遠志、龍眼肉、炒酸棗仁各3克，人參6克，木香1.5克，炙甘草1克。

 君 人參、黃芪、白朮、茯苓
補脾益氣以生血，使氣旺而血生。
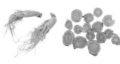

臣 當歸、龍眼肉
甘溫補血養心。

酸棗仁、遠志
寧心安神。

 佐 木香
辛香而散，理氣醒脾，與益氣健脾藥配伍，複中焦運化之功，使之補不礙胃，補而不滯。

 使 生薑、紅棗、炙甘草
補氣健脾，調和諸藥。

補脾益氣

參苓白朮散

養胃指數  ★★★★☆

來源
《太平惠民和劑局方》

原文記載
「蓮子肉（去皮，一斤），薏仁（一斤），縮砂仁（一斤），桔梗（炒令深黃色，一斤），白扁豆（薑汁浸，去皮，微炒，一斤半），白茯苓（二斤），人參（二斤），甘草（炒，二斤），白朮（二斤），山藥（二斤）。上為細末，每服二錢，棗湯調下。小兒量歲數加減服之。」

用法
水煎服，用量按原方比例酌減。

功效
益氣健脾，滲濕止瀉。常用於慢性胃炎、貧血、慢性支氣管炎、慢性腎炎及婦女帶下病等屬脾虛濕盛證。

使用注意
脾胃濕熱者慎用。

加減法
裡寒而腹痛：加乾薑、肉桂，以溫中去寒。

中成藥
參苓白朮散

● 現代組方

去皮蓮子肉、薏仁、白扁豆、炙甘草各10克，砂仁、炒桔梗各5克，茯苓、人參、白朮、山藥各20克，用量按原比例酌減。

 君

人參、白朮、茯苓
能益氣健脾滲濕。

 臣

 蓮子肉、山藥
健脾益氣，兼能止瀉。

薏仁、白扁豆
健脾滲濕。

 佐

桔梗
宣肺利氣，通調水道，能載藥上行，培土生金。

炙甘草
健脾和中，調和諸藥。

 使

砂仁
醒脾和胃，行氣化濕。

枳實導滯丸

養胃指數 ★★★★★

來源
《內外傷辨惑論》

原文記載
「大黃（一兩），枳實（麩炒）、神曲（炒）（各五錢），茯苓（去皮）、黃芩（去腐）、黃連（揀淨）、白朮（各三錢），澤瀉（二錢）。上為細末，湯浸蒸餅為丸，如梧桐子大，每服五十至七十丸，溫開水送下，食遠，量虛實加減服之。」

用法
共為細末，水泛為丸，每服6~9克，溫開水送下，每日2次。

功效
消導化積，清熱利濕。主治濕熱食積證。常用於胃腸功能紊亂、慢性痢疾等屬濕熱積滯者。

使用注意
腹瀉無積滯及孕婦均不宜使用。

加減法
腹脹滿較甚，裡急後重：加木香、檳榔，以助理氣導滯之功。

中成藥
枳實導滯丸

● 現代組方

大黃30克，枳實、神曲各15克，茯苓、黃芩、黃連、白朮各9克，澤瀉6克。

君　大黃
苦寒，攻積瀉熱，使積熱從大便而下。

臣　枳實
苦辛微寒，行氣消積，除脘腹脹滿。

佐

黃連、黃芩
清熱燥濕，又可厚腸止痢。
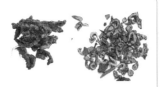

茯苓、澤瀉
滲水利濕而止瀉。

白朮
健脾燥濕，使攻積而不傷正。

神曲
消食化滯，使食消而脾胃和。

平胃散

養胃指數

來源
《簡要濟眾方》

原文記載
「蒼朮（去黑皮，搗為粗末，炒黃色，四兩），厚朴（去粗皮，塗生薑汁，炙令香熟，三兩），陳皮（洗令淨，焙乾，二兩），甘草（炙黃，一兩）。上為散，每服二錢，水一中盞，加生薑二片，紅棗二枚，同煎至六分，去滓，食前溫服。」

用法
共為細末，每服4~6克，生薑、紅棗煎湯送下；或作湯劑，水煎服，用量按原方比例酌減。

功效
燥濕運脾，行氣和胃。主治濕滯脾胃證。具有調節腸胃蠕動、調節胃液分泌、保護胃黏膜、抗炎、抗菌等作用。常用於慢性胃炎、消化道功能紊亂、胃及十二指腸潰瘍等屬濕滯脾胃者。

使用注意
陰虛氣滯、脾胃虛弱者不宜使用。

加減法
①證屬濕熱：加黃連、黃芩，以清熱燥濕。
②證屬寒濕：加乾薑、草豆蔻，以溫化寒濕。
③濕盛腹瀉：加茯苓、澤瀉，以利濕止瀉。

中成藥
平胃丸

● 現代組方
蒼朮120克，厚朴90克，陳皮60克，炙甘草30克。

蒼朮
辛香苦溫，入中焦能燥濕健脾，使濕去則脾運有權，脾健則濕邪得化。

厚朴
芳化苦燥，長於行氣除滿，且可化濕。

陳皮
理氣和胃，燥濕醒脾，以助蒼朮、厚朴之力。
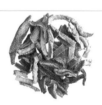

炙甘草
調和諸藥，且能益氣健脾和中。
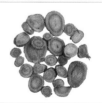

左金丸

養胃指數 ★★★★☆

來源
《丹溪心法》

原文記載
「黃連（六兩），吳茱萸（一兩）。上藥為末，水丸或蒸餅為丸，白湯下五十丸。」

用法
研末，水泛為丸，每服2~3克，溫開水送服。亦可作湯劑，用量參考原方比例酌減。

功效
清瀉肝火，降逆止嘔。具有抑制胃酸分泌、保護胃黏膜、促進腸胃蠕動、抗菌、抗炎的作用。常用於胃炎、食道炎、胃潰瘍等屬肝火犯胃者。

使用注意
食積吞酸者慎用。

加減法
①吞酸：加烏賊骨、煆瓦楞，以制酸止痛。
②脅肋疼：合四逆散，以加強疏肝和胃之功。

中成藥
加味左金丸

● 現代組方
黃連180克，吳茱萸30克。

君
黃連
兩清肝胃，標本兼顧。
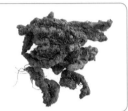

佐使
吳茱萸
一味而功兼四用，以為佐使。一者疏肝解鬱，以使肝氣條達，鬱結得開；一者反佐以制黃連之寒，使瀉火而無涼遏之弊；一者取其下氣之用，以和胃降逆；一者可引領黃連入肝經。
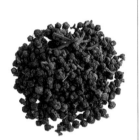

補氣健脾

理中丸

養胃指數　★★★★☆

來源
《傷寒論》

原文記載
「人參、乾薑、甘草（炙）、白朮（各三兩）。上四味，搗篩，蜜和為丸，如雞子黃許大。以沸湯數合，和一丸，研碎，溫服之，日三四服，夜二服。腹中未熱，益至三四丸，然不及湯。湯法：以四物依兩數切，用水八升，煮取三升，去滓，溫服一升，日三服。服湯後，如食頃，飲熱粥一升許，微自溫，勿發揭衣被。」

用法
共研細末，煉蜜為丸，重9克，每次1丸，溫開水送服，每日2~3次。或作湯劑，水煎服，用量按原方比例酌減。

功效
溫中去寒，補氣健脾。常用於急慢性胃腸炎、胃及十二指腸潰瘍、胃痙攣、胃下垂、慢性結腸炎等脾胃虛寒證。

使用注意
濕熱內蘊中焦，或脾胃陰虛者忌用。

加減法
①虛寒：加附子、肉桂，以增強溫陽去寒之力。
②嘔吐：加生薑、半夏，以降逆和胃止嘔。
③下利：加茯苓、白扁豆，以健脾滲濕止瀉。

中成藥
理中丸

● 現代組方
人參、乾薑、炙甘草、白朮各90克。

乾薑
大辛大熱，溫脾陽，去寒邪，扶陽抑陰。
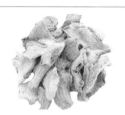

人參
補氣健脾。
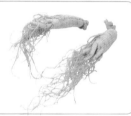

白朮
健脾燥濕。
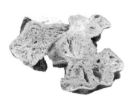

炙甘草
合人參、白朮以助益氣健脾，緩急止痛，調和藥性。
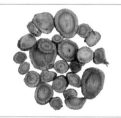

補中益氣湯

養胃指數 ★★★★★

來源
《內外傷辨惑淪》

原文記載
「黃芪（五分，病甚、勞役熱甚者一錢），甘草（炙，五分），人參（去蘆，三分），當歸（酒焙乾或曬乾，二分），陳皮（不去白，二分或三分），升麻（二分或三分），柴胡（二分或三分），白朮（三分）。上㕮咀，都作一服，水二盞，煎至一盞，去滓，食遠，稍熱服。」

用法
水煎服。或作丸劑，每服10~15克，每日2~3次，溫開水或薑湯送下。

功效
補中益氣，升陽舉陷。常用於內臟下垂、久瀉、久痢、慢性肝炎等；婦科之子宮脫垂、胎動不安、月經過多；眼科之眼瞼下垂、麻痹性斜視等屬脾胃氣虛或中氣下陷者。

使用注意
陰虛發熱及內熱熾盛者忌用。

加減法
①腹中痛：加白芍，以柔肝止痛。
②頭痛：加蔓荊子、川芎。
③頭頂痛：加藁本、細辛，以疏風止痛。
④咳嗽：加五味子、麥門冬，以斂肺止咳。
⑤氣滯：加木香、枳殼，以理氣解鬱。

中成藥
補中益氣丸

● 現代組方

黃芪18克，炙甘草、白朮各9克，當歸3克，陳皮、人參、升麻、柴胡各6克。

 君 黃芪
味甘微溫，補中益氣，升陽固表。
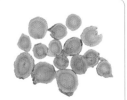

 臣 人參、炙甘草、白朮
補氣健脾。

佐 陳皮
理氣和胃，使諸藥補而不滯。

 當歸
養血和營。
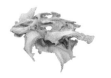

 使 升麻、柴胡
升陽舉陷，協助黃芪提升下陷之中氣。
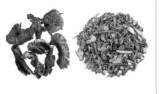

順氣降逆

四磨湯

養胃指數 ★★★★☆

來源
《濟生方》

原文記載
「人參、檳榔、沉香、天臺烏藥。四味各濃磨水，和作七分盞，煎三五沸，放温服。」

用法
作湯劑，水煎服。

功效
行氣降逆，寬胸散結。主治七情所傷，肝氣鬱結證。常用於胸膈煩悶、上氣喘急、心下痞滿、不思飲食。

使用注意
本方乃破氣降逆之峻劑，胸膈脹滿，屬脾虛腎虧者慎用。

加減法
①體壯而氣結，心腹脹痛：去人參，加枳實、木香，以增行氣破結之功。
②便祕：加枳實、大黃，以通便導滯。

中成藥
四磨湯口服液

● 現代組方
檳榔9克，沉香、人參、天臺烏藥各6克。

 君 **天臺烏藥**
行氣疏肝解鬱。
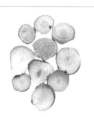

 臣 **檳榔**
行氣導滯，
以除心下痞滿。
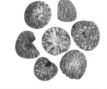

沉香
下氣降逆，以平喘。
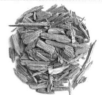

 佐 **人參**
益氣扶正，以冀行氣降氣而不傷氣。
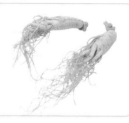

去寒止痛

良附丸

養胃指數 ★★★★☆

來源
《良方集腋》

原文記載
「高良薑（酒洗七次，焙，研）、香附（醋洗七次，焙，研）（各等分）。上藥各焙、各研、各貯，用時以米炊加生薑汁一匙，鹽一撮為丸，服之立止。」

用法
共為細末，作散劑或水丸，每日1~2次，每次6克，溫開水送下。

功效
去寒止痛，行氣疏肝。主治肝脾氣滯寒凝證。常用於胃脘疼痛、胸脅脹悶、畏寒喜溫、婦女痛經等。

使用注意
胃脘痛，屬於肝胃火鬱甚或出血者忌用。

加減法
①偏於氣滯，因憂恚起病，胸脅脹悶：可重用香附，或加川楝子、鬱金、木香等，以行氣止痛。
②偏於寒凝，因受寒或飲食生冷起病，胃脘痛甚，形寒喜溫：可重用高良薑，或酌加乾薑、吳茱萸和桂枝等，以加強溫中去寒之力。
③氣滯寒凝之痛經：可加當歸、川芎和白芍，以和血調經止痛。

● 現代組方
高良薑、香附各9克。

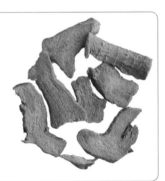

君 高良薑
味辛大熱，溫中暖胃，散寒止痛，且用酒洗，以增其散寒之力。

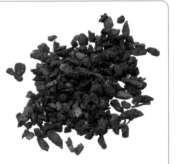

臣 香附
疏肝開鬱，行氣止痛，且用醋洗，加強入肝行氣止痛之功。

香砂六君子湯

養胃指數 ★★★★☆

來源
《古今名醫方論》

原文記載
「人參（一錢），白朮（二錢），茯苓（二錢），甘草（七分），陳皮（八分），半夏（一錢），砂仁（八分），木香（七分）。上加生薑二錢，水煎服。」

用法
加生薑6克，水煎服。

功效
益氣健脾，行氣化痰。主治脾胃氣虛，痰阻氣滯證。常用於治療氣虛痰飲，嘔吐痞悶，脾胃不和，或是變生諸證者。

加減法
①腹瀉腸鳴：加葛根、山藥。
②腹痛喜溫、畏寒肢冷：加乾薑、桂枝。

中成藥
香砂六君子丸

● 現代組方

人參、半夏各3克，白朮、茯苓各6克，甘草、木香各2克，陳皮、砂仁各2.5克。

君

人參
甘溫益氣，健脾養胃。

白朮
健脾燥濕。

茯苓
健脾滲濕。

甘草
益氣和中。

臣

陳皮
理氣健脾。

半夏
燥濕化痰，降逆止嘔。

木香
行氣止痛，健脾消食。

砂仁
化濕行氣，溫中止瀉。

健脾丸

養胃指數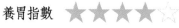

來源
《證治準繩》

原文記載
「白朮（炒，二兩半），木香（另研）、黃連（酒炒）、甘草（各七錢半），白茯苓（去皮，二兩），人參（一兩五錢），神曲（炒）、陳皮、砂仁、麥芽（炒取面）、山楂（取肉）、山藥、肉豆蔻（面裏煨熱，紙包槌去油）（各一兩）。上為細末，蒸餅為丸，如綠豆大，每服五十丸，空心服，一日二次，陳米湯下。」

用法
共為細末，糊丸或水泛小丸，每服6~9克，溫開水送下，每日2次。

功效
健脾和胃，消食止瀉。可治療食少難消，脘腹痞悶，大便溏薄，倦怠乏力，苔膩微黃，脈虛弱。常用於慢性胃炎、消化不良等屬脾虛食滯證。

使用注意
濕熱蘊結者慎用本方。

加減法
①濕甚者：加車前子、澤瀉，以利水滲濕。
②兼寒者：去黃連，加乾薑，以溫中去寒。

中成藥
健脾丸

● 現代組方
白朮75克，木香、黃連、甘草各22克，茯苓60克，人參45克，神曲、陳皮、砂仁、麥芽、山楂、山藥、肉豆蔻各30克。

君 白朮、茯苓
健脾去濕以止瀉。

臣 山楂、神曲、麥芽
消食和胃，除已停之積。
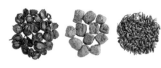

人參、山藥
益氣補脾，以助茯苓、白朮健脾之力。

佐 木香、砂仁、陳皮、
理氣開胃，醒脾化濕，解除脘腹痞悶，使全方補而不滯。
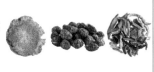

肉豆蔻、黃連
肉豆蔻溫澀，合山藥以澀腸止瀉；黃連清熱燥濕，且可清解食積之熱。
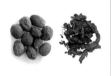

使 甘草
補中和藥。

益胃湯

養胃指數　★★★★☆

來源

《溫病條辨》

原文記載

「沙參（三錢），麥冬（五錢），冰糖（一錢），細生地（五錢），玉竹（炒香，一錢五分）。水五杯，煮取二杯，分二次服，渣再煮一杯服。」

用法

水煎2次分服。

功效

養陰益胃。主治胃陰損傷證。具有保護胃黏膜、抗炎、增強機體免疫力、調節內分泌、降血糖等作用。常用於慢性胃炎、糖尿病、小兒厭食等證屬胃陰虧損者。

使用注意

脾胃濕熱證者慎用本方。

加減法

①汗多、氣短，兼有氣虛：加黨參、五味子（與生脈散合用），以益氣斂汗。
②食後脘脹：加陳皮、神曲，以理氣消食。

● 現代組方

北沙參9克，麥門冬、生地黃各15克，冰糖3克，玉竹4.5克。

生地黃、麥門冬

味甘性寒，功能養陰清熱，生津潤燥，為甘涼益胃之上品。

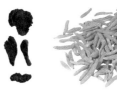

北沙參

養陰生津，以加強生地黃、麥門冬益胃養陰之力。

玉竹

養陰潤燥。

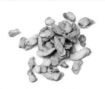

冰糖

濡養肺胃，調和諸藥。

半夏瀉心湯

養胃指數 ★★★★☆

來源

《傷寒論》

原文記載

「半夏（洗，半升），黃芩、乾薑、人參（各三兩），黃連（一兩），紅棗（擘，十二枚），甘草（炙，三兩）。上七味，以水一斗，煮取六升，去滓，再煎，取三升，溫服一升，日三服。」

用法

水煎服。

功效

寒熱平調，消痞散結。主治寒熱錯雜之痞證。常用於急慢性胃腸炎、慢性結腸炎、慢性肝炎、早期肝硬化等屬中氣虛弱、寒熱互結證。

使用注意

氣滯或食積所致的心下痞滿者不宜使用。

加減法

①濕熱蘊積中焦，嘔甚而痞，中氣不虛，或舌苔厚膩者：可去人參、甘草、紅棗、乾薑，加枳實、生薑，以下氣消痞止嘔。
②胃熱明顯：加梔子、蒲公英，以清熱瀉火。
③食少：加神曲、香附，以行氣消食。
④濕邪阻滯：加蒼朮、川芎，以燥濕行氣。
⑤脘腹疼痛：加延胡索、川楝子，以行氣活血止痛。

● 現代組方

半夏12克，黃芩、炙甘草、乾薑、人參各9克，黃連3克，紅棗4顆。

君 半夏
散結除痞，又善降逆止嘔。
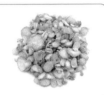

臣 乾薑
溫中散寒。

黃芩、黃連
瀉熱開痞。
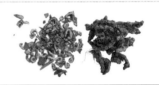

佐 人參、紅棗
甘溫益氣，以補脾虛。
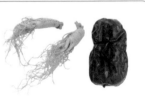

使 炙甘草
補脾和中而調和諸藥。

二陳湯

養胃指數 ★★★★★

來源
《太平惠民和劑局方》

原文記載
「半夏（湯洗七次）、橘紅（各五兩），白茯苓（三兩），甘草（炙，一兩半）。上藥吹咀，每服四錢，用水一盞，生薑七片，烏梅一個，同煎六分，去滓，熱服，不拘時候。」

用法
加生薑7片，烏梅1顆，水煎溫服。

功效
燥濕化痰，理氣和中。主治濕痰證。時常用於慢性支氣管炎、慢性胃炎、梅尼爾氏綜合症、神經性嘔吐等屬濕痰者。

使用注意
因本方性燥，故燥痰者慎用；吐血、消渴、陰虛、血虛者忌用本方。

加減法
①治濕痰：可加蒼朮、厚朴，以增燥濕化痰之力。
②治熱痰：可加膽南星、栝蔞，以清熱化痰。
③治寒痰：可加乾薑、細辛，以溫化寒痰。
④治風痰眩暈：可加天麻、殭蠶，以化痰息風。
⑤治食痰：可加萊菔子、麥芽，以消食化痰。
⑥治鬱痰：可加香附、青皮、鬱金，以解鬱化痰。

● 現代組方
半夏、橘紅各15克，茯苓9克，炙甘草4.5克。

君 半夏
辛溫性燥，善能燥濕化痰，且又和胃降逆。

臣 橘紅
既可理氣行滯，又能燥濕化痰。

茯苓
健脾滲濕，滲濕以助化痰之力，健脾以杜生痰之源。

佐 生薑
既能制半夏之毒，又能協助半夏化痰降逆、和胃止嘔。

烏梅
收斂肺氣，與半夏、橘紅相伍，散中兼收，防其燥散傷正。

使 炙甘草
補脾和中而調和諸藥。

麥門冬湯

養胃指數 ★★★★☆

來源
《金匱要略》

原文記載
「麥門冬（七升），半夏（一升），人參（三兩），甘草（二兩），白米（三合），紅棗（十二枚）。上六味，以水一斗二升，煮取六升，溫服一升，日三夜一服。」

用法
水煎服。

功效
清養肺胃，降逆下氣。常用於慢性支氣管炎、支氣管擴張、慢性咽喉炎、矽肺、肺結核等屬肺胃陰虛，氣火上逆者。亦治胃及十二指腸潰瘍、慢性萎縮性胃炎、妊娠嘔吐等屬胃陰不足、氣逆嘔吐者。

使用注意
脾胃虛寒證、脾胃濕熱證，慎用本方。

加減法
①津傷甚者：可加沙參、玉竹，以養陰液。
②陰虛胃痛、脘腹灼熱：可加石斛、芍藥，以增加養陰益胃止痛之功。

● 現代組方
麥門冬42克，半夏6克，人參9克，甘草、白米各3克，紅棗4顆。

君 麥門冬
甘寒清潤，既養肺胃之陰，又清肺胃虛熱。
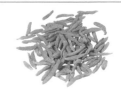

臣 人參
益氣生津。
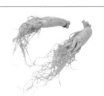

佐 甘草、白米、紅棗
益氣養胃，合人參益胃生津，胃津充足，自能上歸於肺。

半夏
降逆下氣，化其痰涎。

使 甘草
能潤肺利咽，調和諸藥，兼作使藥。

陳皮竹茹湯

養胃指數 ★★★★☆

來源
《金匱要略》

原文記載
「陳皮（二升），竹茹（二升），紅棗（三十枚），生薑（半斤），甘草（五兩），人參（一兩）。上六味，以水一斗，煮取三升，溫服一升，日三服。」

用法
水煎服。

功效
降逆止呃，益氣清熱。常用於妊娠嘔吐、幽門不完全性梗阻、膈肌痙攣及術後呃逆不止等屬胃虛有熱者。

使用注意
脾胃虛寒者，禁用本方；陽虛陰盛者、大便溏泄者，慎用本方。

加減法
①胃熱嘔逆兼氣陰兩傷者：可加麥門冬、茯苓、半夏、枇杷葉，養陰和胃。
②兼胃陰不足者：可加麥門冬、石斛，以養胃陰。
③胃熱呃逆，氣不虛者：可去人參、甘草、紅棗，加柿蒂，以降逆止呃。

● 現代組方

陳皮、竹茹各15克，紅棗5顆，生薑9克，甘草6克，人參3克。

 君

陳皮
辛溫，行氣和胃以止呃。

竹茹
甘寒，清熱安胃以止嘔。

 臣

人參
甘溫，益氣補虛，與陳皮合用，行中有補。

生薑
辛溫，和胃止嘔，與竹茹合用，清中有溫。

 佐使

甘草、紅棗
助人參益氣補中以治胃虛，並調藥性。

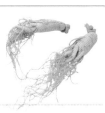
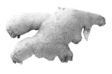

四季養胃

春季養脾胃補陽氣

● 順四時之氣

中醫養生之道強調「順其自然，和其四時」。自然界萬物的生髮、滋長、收斂、閉藏規律，都在適應四季的變化，因此人的養生，也必須順應四季變化的規律。

李杲在《脾胃論》中說：「若夫順四時之氣，起居有時，以避寒暑，飲食有節，及不暴喜怒，以頤神志，常欲四時均平，而無偏勝則安。不然，損傷脾胃，真氣下溜，或下瀉而久不能升，是有秋冬而無春夏，乃生長之用陷於殞殺之氣，而百病皆起；或久升而不降亦病焉。」

這段話的意思是說，人們如果能順應四季的氣候變化，起居有規律，避開寒暑，節制飲食，保持良好的心態，並且隨著季節的變化而隨時調節，那麼身體就會保持健康，否則就會損傷脾胃，引發各種疾病。

● 春季防肝火傷脾

春季天氣回暖，人體陽氣生髮，活動量增加，新陳代謝和血液循環加速，因此很容易出現肝火旺盛的現象。肝旺而脾弱，脾土受困於肝木，所以春季很容易出現脾胃虛弱證，表現有消化不良、食欲不振、脾胃失調等。所以春季除了疏肝利膽外，還應該健脾養胃。

● 飲食「少酸多甘」

春季的飲食要少酸多甘，因為酸味入肝，其性收斂，多吃不利於陽氣的生發和肝氣的疏泄，使本來就偏旺的肝氣更旺。而甘味入脾，有助於緩解肝陽上亢對脾胃造成的傷害。山藥、紅棗、白米、小米、糯米、薏仁等，都是春季滋養脾胃的好選擇。

由於春季脾胃的消化吸收功能較弱，所以要少吃辛辣、油膩、生冷、堅硬的食物，防止助長肝火，傷及脾胃，最好多吃一些清淡、溫熱、軟爛等易消化的食物。

● 保持良好的心情

　　人的情緒與肝臟相關，肝火旺盛會使情緒變得起伏不定，容易出現壓抑、憤怒、焦躁等負面情緒，而這些負面情緒反過來又會加重肝火，影響脾胃。所以春季要注意保持良好的心情，克制情緒，不亂發脾氣，可以多參加些愉悅心情的活動。

● 春季宜保養陽氣

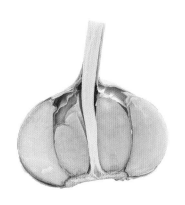

　　春季是陽氣生發的季節，因此要順應天時，透過飲食調養陽氣，來保持身體健康。早春時節可以多吃些溫補陽氣的食物，如韭菜、洋蔥、大蒜、生薑、蔥等，幫助疏散風寒。春日漸暖後，可以適當吃性涼味甘的食物來清解理熱、滋養肝臟，如薺菜、菠菜、萵筍、蘑菇、蕎麥等。

　　此外，春季的氣溫變化也較大，所以要根據天氣的變化及時增減衣物，保暖防寒，防止陽氣受遏。

● 睡眠要充足

　　春季人很容易想睡，因此要保證充足的睡眠時間。不要長時間工作，最好在晚上十點以前入睡，避免熬夜。中午有條件的情況下，可以適當午休一會，這對保養脾胃也很有幫助。

按摩幫助健脾胃

　　春季陽氣生發，可以多按摩中脘穴、足三里穴、太衝穴，以疏肝健脾胃。

　　中脘穴在上腹部前正中線上，當臍上4寸，每次用指端或掌根揉2~5分鐘即可。足三里穴在小腿前外側、犢鼻下3寸，每天用指腹按壓1次，每次5~10分鐘，以有酸脹、發熱感為宜。太衝穴位於足背側，當第1蹠骨間隙後方凹陷處，用指腹按壓5~8分鐘，以有酸脹感為佳。

夏季濕邪作怪，健脾除濕是關鍵

● 夏季防脾濕傷胃

　　中醫認為，長夏養生的重點在於脾。脾喜燥惡濕，脾遇濕就會受傷。脾胃是相表裡的，脾主運化，脾不能正常工作，不能把營養物質運送到全身各處，胃的受納就會受到影響，時間長了就會影響氣血的生化，在內致使臟腑功能低下，在外易被外邪侵犯，尤其是老人和兒童，很容易感冒。夏季正是炎熱潮濕的季節，人的陽氣旺盛，卻也容易受損。渾身沒勁、頭昏腦漲、食欲下降等，這都是由濕邪侵襲所致。

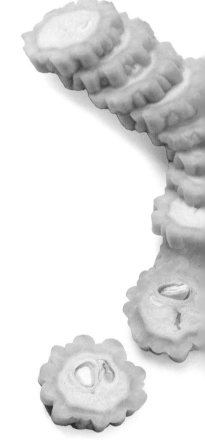

● 飲食清淡不貪涼

　　夏季的飲食不可貪涼，冰棒、冷飲、西瓜等能消熱解暑、止渴提神，但吃多了會使胃黏膜血管收縮，胃液分泌減少，既而引起食欲下降和消化不良，久而久之就會傷及脾胃。可以吃些清淡的食物開胃解暑，如綠豆粥、荷葉粥等；適當的酸辣能開胃，增進食欲。也可以適當吃些苦瓜、苦菜等苦味食物，其所含的生物鹼能有效消暑清熱、舒張血管、增進食欲、健脾養胃。

　　此外，由於食物易腐敗，夏季也是細菌性痢疾、急性腸胃炎、食物中毒等胃腸疾病的好發期，所以注意飲食衛生也很重要。

● 多運動少思慮

　　中醫認為，過逸也會影響脾的運化功能，不利於身體健康。在炎熱的夏季，人往往懶得運動，甚至長時間待在相對封閉的空調房裡，室內汙濁的空氣容易使人感到頭昏腦脹、精神困倦、身體乏力等，所以在夏季也要適度運動鍛煉。透過散步、慢跑、游泳、打太極拳等方式活動筋骨、調暢心血、養護陽氣。不過體育鍛煉不宜出大汗，以免陽氣損耗。

敲後背揉胸腹

中醫認為，背為陽，背部是督脈和足太陽膀胱經的循行之處，脊柱旁的膀胱經與五臟六腑聯繫緊密；腹為陰，腹部是五臟六腑所居之處，也是任脈和足陽明胃經、足太陰脾經、足少陰腎經、足少陽膽經、足厥陰肝經的通行之處。任脈與督脈共理諸經百脈，調節各臟腑生理功能。

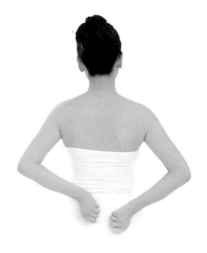

敲打後背，每天1~2次，每次20~30分鐘，適當出些汗，可活血通絡，去寒除濕，振奮陽氣，調和五臟六腑。按摩胸部可以開胸順氣，促進心肺血液迴圈。揉按腹部能改善胃腸蠕動，大便溏泄可止，祕結可通。

● 輕鬆、積極的心態很重要

在炎熱的夏季，人難免會感到煩躁。這種負面情緒也會傷肝，繼而影響消化系統的正常運行。所以可以順應晝長夜短的特點，及時調整自己的工作學習計畫和生活節奏。業餘時間盡可能讓身體和精神都得到放鬆，努力保持輕鬆、積極的心態。

● 避開養生盲點

「冬吃蘿蔔夏吃薑」，但並不是所有情況都適宜吃薑。如果著涼感冒，喝點薑糖水有助於驅逐體內風寒。但是如果有便祕、口苦等體內有實熱時，就不宜吃薑。另外，薑是刺激性食物，過量食用會刺激胃酸分泌，引起胃部不適或加重腸胃疾病。所以能否吃薑應該諮詢醫生，治病時更應該對症治療。

人們都知道在寒冷季節要用熱水泡腳，可到了夏季，很多人就喜歡用涼水泡腳或沖洗腳，這也是不對的。夏季濕氣當令，濕氣阻滯在脾胃中，就會出現沒胃口、沒精神、想睡等狀況，所以夏季泡腳洗腳也宜用熱水。

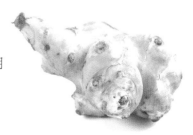

秋養脾胃滋陰氣

● 秋季養陰防「秋燥」

秋季天氣轉涼，天氣乾爽，陽消陰長，這時候人會感覺到精神振奮、頭腦清醒，但也容易上火，常常會覺得口乾舌燥、渴飲不止、皮膚乾燥，乾燥的氣候易傷陰，也容易造成大便乾結，引起便祕，這就是所謂的「秋燥」，會使脾胃的運化功能受到影響。所以秋季飲食既要健脾養胃，又要養陰防「秋燥」。

● 注意保暖和運動

秋天氣溫轉涼，晝夜溫差大，所以要特別注意胃部保暖。腹部寒氣較重，一方面容易導致胃腸收縮、痙攣，引起胃痙攣、胃痛、腹脹、消化不良等疾病，另一方面還會導致胃酸分泌增加，胃腸消化功能下降，人體的抵抗力會受到影響。所以秋季應該循序漸進添加衣物。晚上睡覺應蓋好被子，以防身體著涼引發腸胃不適，有脾胃疾患的人更應該注重保暖。

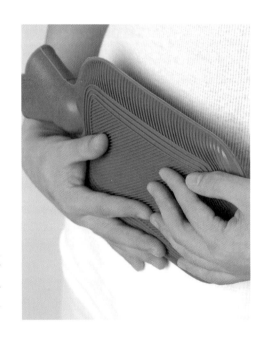

此外，秋高氣爽的天氣很適合運動鍛鍊。脾胃虛弱者應該持續散步、慢跑等運動，以增強體質，提高對氣候變化的適應能力，減少患病的機會，促進脾胃的康復。

● 早睡早起

從夏到秋，人體的氣血也隨之內收。立秋之後的起居養生應當遵循《黃帝內經》：「早臥早起，與雞俱興」的原則，早睡可以順應陽氣的收斂，早起有利於肺氣的舒展。對老年人來說，秋季適當早起，還可以減少血栓形成的機會。起床前在床上舒展一下全身，對預防血栓形成也很有幫助。

● 保持良好的情緒

　　花木凋零、秋風蕭瑟的場景往往使人產生惆悵、傷感、失落、抑鬱、煩躁等情緒。而人的情緒、心情與胃炎、消化性潰瘍的發生與發展有緊密關連。因此預防脾胃病，不僅要保持身體健康，還要保持精神愉悅和情緒穩定，避免焦慮、緊張、憂傷、抑鬱等不良情緒對脾胃的刺激。在陽光明媚的天氣裡散步、郊遊等，有助於消除憂鬱愁煩的心情。

飲食要滋陰潤燥，食補不過量

- 秋季要多喝水，多吃滋陰潤燥的食物。中醫養生還提倡立秋後每天早餐吃粥，粥能健脾，可以滋陰助脾胃，平衡健旺的陽氣。銀耳、百合、糯米、蜂蜜、芝麻等，都適合在秋季食用。

- 少吃辛辣燥熱的食物，煎炸、燒烤類食物不宜多吃，避免秋燥傷陰；蔥、薑、蒜、辣椒等食物也要少吃，避免胃火更盛，使體內的濕邪無法排出。

- 羊肉、狗肉等大熱食物也不宜大量食用，而應該「淡補」，即補而不膩，適當食用一些具有健脾、清熱、利濕的食物，如鴨肉、兔肉、海參、甲魚等。一方面可以幫助體內濕熱之邪排出，以消除夏季酷暑的後遺症，另一方面能調理脾胃，為冬季的健康奠定基礎。

- 食補要適量，避免造成脂肪堆積、能量過剩，損害脾胃健康。秋季人的食欲也變得好起來，一些人開始盲目吃肉進補，這樣會加重脾胃的負擔，容易引起消化不良、腹脹腹瀉、潰瘍等多種脾胃疾病。

- 對於胃病患者來說，在乾燥的秋季，身體的水分特別容易流失，身體在缺乏水分的情況下，血管會比較脆弱。胃潰瘍、胃下垂、胃出血等患者要特別注意飲食、作息的規律性，避免加重胃部負擔，使病情加重。

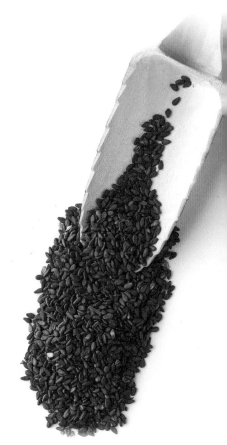

冬養脾胃閉藏滋陰最關鍵

● 閉藏滋陰是關鍵

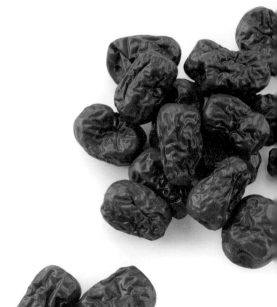

　　「春生、夏長、秋收、冬藏」，冬季是萬物生機潛伏閉藏的季節，而閉藏意味著為來年的生機勃發積蓄能量。所以在冬季，人的「精、氣、神」也要做到相應的「收藏」，即陽氣潛藏、陰氣盛極，藏精納氣，保存體力，增強自身的免疫力。

　　在天氣寒冷的時候，一些人常常感覺到肚子痛，一旦喝了溫開水，或者拿熱水袋敷一下，就會好很多，這就是脾胃虛寒的表現。冬季是胃病容易發作的時期，所以冬養脾胃很重要，特別是那些患有慢性胃炎、氣虛體質的人，更應該在冬季溫陽養胃。

● 冬季進補先養脾胃

　　明明身體很虛、體質很弱，但是進補卻沒有效果，反而出現虛火上旺，這就是脾胃虛寒導致身體消化吸收功能差的表現。很多人「虛不受補」，就是因為脾胃沒有調理好，所以補不進去。

　　因此冬季進補最好先養脾胃。冬季進補的食物，很多都比較油膩難消化。對一些脾胃功能較差的人來說，應該先調理脾胃再進補。因為脾胃的運化功能不好，吃進去的食物就不能很好地被人體消化吸收，無法轉化為身體需要的營養物質。

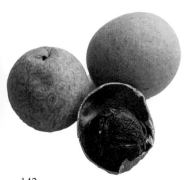

　　多吃溫熱食物，如牛肉、羊肉、雞肉、紅棗、龍眼肉等，有助於提高人體的耐寒和抗病能力。還要及時補充維生素，適當多吃富含維生素A的動物肝臟、富含胡蘿蔔素的胡蘿蔔與南瓜，以及富含維生素C的綠色蔬菜等。

　　在食物烹製方面，冬季提倡煮、燉、蒸等方式為主，因為這種烹製方式做出來的食物容易保溫，也比較容易消化和吸收。

● 早睡晚起閉藏陽氣

冬季的睡眠應該早睡晚起，睡眠時間應該比其他三個季節要稍長一些。白天人體活動時，陽氣是處於消耗狀態；晚上睡覺的時候，身體會相對處於靜態，陽氣就會處於閉藏狀態，而早睡晚起能夠讓陽氣充分地閉藏。

● 冬保三暖：頭暖、背暖、腳暖

冬季天氣寒冷，因此要做好保暖防寒措施。晚上睡覺要蓋暖和，防治腹部受涼；出門時多加衣物，穿上保暖的鞋子，戴上手套、圍巾和帽子；對於騎車的人，最好用一個護腰保護腹部，防止迎面的寒風傷及身體。

運動和按摩

由於天寒的原因，很多人不願意外出運動。身體長時間得不到鍛煉，就會影響消化功能，造成食欲不振、胃腸功能紊亂等。所以「冬練三九」這個古法還要貫徹到冬季養生中去，可以在天氣較好的時候外出活動，但不要進行過於劇烈的運動。晨練時間不要過早，鍛煉後要防止受涼感冒。

跑步是效果最明顯的鍛煉方式。人體的新陳代謝和血液循環在冬季會相對較慢，長時間待在室內，空氣汙濁，就會為各種病菌的侵襲創造條件。經常在外跑步，可以使內分泌活動增加、新陳代謝旺盛、消化系統功能加強，而且可以多接觸陽光，紫外線可以幫助殺菌。

除了室外運動，還可以在室內通過穴位來養脾胃，冬季可以多按摩或艾灸腎俞、關元、氣海、太溪等穴位，以強腎健脾。睡前用手掌揉按腹部，以肚臍為中心，順時針方向由小圈逐漸變為大圈，再逆時針方向按摩，能促進脾胃的消化吸收功能。

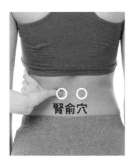
腎俞穴

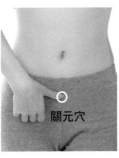
關元穴

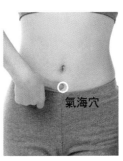
氣海穴

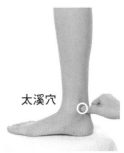
太溪穴

全家胃好，健康無憂

兒童這樣調，胃口好不挑食

● 兒童脾虛，陰虛還是陽虛？

相對於成人來說，兒童的脾胃比較虛弱，尤其是處於生長發育關鍵時期的孩子，對各種營養素的需求都比較旺盛，對脾胃的功能要求也更高。父母最擔心孩子脾虛，脾虛就會導致胃口差、易感冒、生長發育緩慢。

父母要學會判斷孩子是否脾虛，是脾陰虛還是脾陽虛。只有判斷準確，才能在飲食、按摩等方面對症調養。

兒童的嘴唇呈現鮮紅色，說明脾陰不足；舌苔淡薄，舌頭發紅，可能是脾陰虛；脾陰虛一般下眼袋比較大，顏色微微發紅甚至發紫。父母學會觀察以上三點，就能基本判斷孩子是不是脾陰虛。此外，脾陰虛的孩子往往性格急躁、脾氣大、好動。孩童脾陽虛的時候，舌頭顏色淡白，尤其是舌邊上，舌苔上往往布滿齒痕，也就是俗話說的「牙印」；嘴唇顏色發白，或是正常的，表現不明顯；下眼袋較大，顏色呈淡白色；飯後容易腹脹，身體容易水腫；怕冷，愛吃熱食，容易腹瀉；不愛說話，也不好動，一動就出汗、氣喘，四肢無力。脾陽虛的孩子往往是受了寒，陽氣不足，比如常常吹空調、吃冷飲和生冷食物。

● 保養兒童脾胃的法則

在飲食上，可以給兒童多吃一些五穀雜糧粥，例如能健脾益中的玉米、薏仁、黑豆、蓮子等。與精細的米麵相比，五穀雜糧粥可以緩解兒童因脾胃虛弱導致的消化不良、嘔吐腹瀉等症狀。需要注意的是，豆類的熬煮時間儘量長一些，這樣更容易消化吸收。

身體鍛煉也很重要。讓兒童參加一些跑步、足球、籃球等活動，對增強體質很有幫助。父母還可以按摩孩子腹部，力道要輕，每次15分鐘左右即可，能加強腸胃蠕動，促進消化吸收。

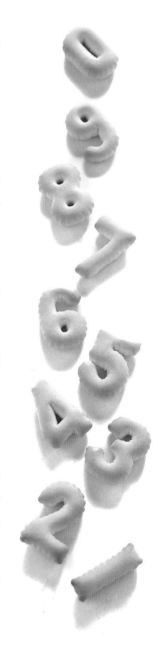

讓兒童不挑食、不積食

很多兒童都有挑食偏食的習慣，看見喜歡的食物就大吃特吃，不喜歡的食物就從來不碰，長久下來，兒童的脾胃就會出現問題，很容易出現積食的問題。出現積食的孩子往往有以下表現：

● 特別能吃，但還是很瘦。
　　這是由於積食在脾，脾的運化能力下降，身體吸收不到營養，就會出現越吃越瘦的現象。

● 沒胃口。
　　有些兒童會沒胃口，什麼東西都不想吃，這主要是胃裡積了食物，不能受納所導致。

● 嘴裡有異味。
　　如果有積食，嘴裡就會散發出異味，這是由於胃氣不降導致。

● 舌苔變厚。
　　在中醫中，舌頭中間對應脾胃。如果這裡舌苔較厚，就說明有比較嚴重的積食。舌苔中間變厚和全部變厚，都是積食的表現。

● 睡覺不踏實。
　　「胃不和則臥不安」，孩子出現積食，晚上睡覺就會翻來覆去，有時還會又哭又鬧。

　　有的兒童還會噯氣，嚴重的甚至嘔吐；有些孩子飯後容易脹肚子、腹瀉，大便很臭，有酸腐味，這都是積食的表現。

　　兒童一旦出現積食問題，就應該找醫生診斷和調理，飲食上可以增加一些補脾胃的山藥、薏仁等，能有效改善脾胃虛弱的問題。此外，應該儘快幫助孩子改掉挑食偏食的習慣。

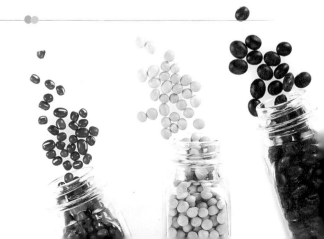

兒童脾胃虛弱常捏脊

● 捏脊改善脾胃虛弱

捏脊原稱「捏脊骨皮」，是中醫防治小兒疾病的推拿手法，距今已有1700多年的歷史。簡單來說，捏脊就是用雙手拇指指腹和食指中節靠拇指的側面，在兒童背部皮膚表面循序捏拿撚動的一種中醫治病方法。

人體背部的正中為督脈，督脈的兩側均為足太陽膀胱經的循行路線。督脈為「陽脈之海」，總督全身陽經，可以振奮一身陽氣。膀胱經是全身最長的經脈，五臟六腑的背俞穴都位於背部兩側的膀胱經上。因此，捏脊療法通過拿捏這些部位，就可以發揮疏通經絡、調整臟腑、順暢氣血的作用，而改善脾胃虛弱，提高機體免疫功能，防治多種疾病。

目前，許多醫院兒科醫生都用這種方法治療脾胃虛弱所導致的厭食、消化不良、易感冒等兒童常見疾病，越來越多的父母體驗和見證幫孩子捏脊的神奇之處，而捏脊是完全可以由父母在家裡幫孩子操作。

捏脊能輔助治療胃腸疾病。兒童脾胃虛弱，不知道饑飽，又喜歡吃甜食和油膩的食物，容易引起積食、消化不良、腹瀉等胃腸疾病，這些疾病都可以透過捏脊來治療。捏脊對於治療兒童夜啼、睡眠不安也有幫助。中醫古話說：「胃不和則臥不安」，捏脊能調理脾胃，使之正常運轉，孩子就不會出現腹脹、腹痛的現象，自然能睡個好覺。

● 輔助治療呼吸系統疾病和遺尿、多汗

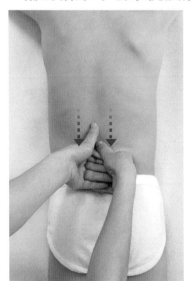

除了改善脾胃虛弱外，捏脊還能輔助治療兒童呼吸系統疾病和遺尿、多汗。兒童感冒、咳嗽，西醫稱為免疫力下降，中醫則認為是兒童體內陰陽不調，抵禦外邪能力薄弱。捏脊能刺激督脈和膀胱經，調和陰陽，健脾理肺，且具有提高免疫力、減少呼吸系統感染的功效。透過捏脊療法可以刺激孩子脊柱兩側的自主神經幹和神經節，起到防遺尿、止汗的作用。

總之，經常幫孩子捏脊，能讓兒童吃得好、睡得香、長得高，增強體質，提高免疫力。

捏脊的常用手法

捏脊其實很簡單，對場地和操作者並沒有特別的要求，所以想給孩子捏脊的父母不必擔心學不會。只要掌握熟練的手法，就能達到滿意的保健、治療效果。

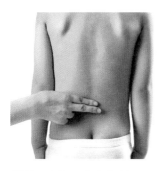

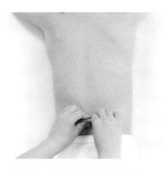

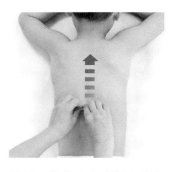

推法 用一手食指第二、三節的背側，緊貼兒童背部的皮膚，從下而上，等速向前推。

捏法 在推法的基礎上，雙手拇指與食指相互合作，將兒童背部的皮膚捏拿起來。

撚法 將兒童皮膚捏拿起來時，拇指和食指相互合作，向前撚動兒童的皮膚，一邊移動捏脊的部位，一邊左右雙手交替進行。

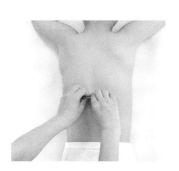

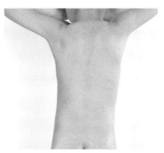

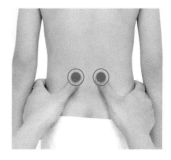

提法 在捏脊的過程中，可捏住肌肉向上提，再稍稍放鬆，使肌肉自指間滑脫，這種做法稱為「提法」。

放法 在進行完前幾種手法後，隨著捏拿部位的向前推進，皮膚自然恢復到原狀的一種必然結果。

按揉法 在捏脊結束後，用雙手拇指指腹在兒童腰部的腎俞（第2腰椎棘突下，左右2橫指處）處，揉動並適當地向下按。

女人這樣養脾胃氣色好

● 傷脾胃的生活方式

中醫所說的脾胃，實際上是指包括腸胃道等在內的整個消化系統。脾經和胃經經過面部、胸部、腹部等多個身體部位，如果脾經和胃經氣虛、衰弱，就會影響到行經的這些身體部位。女性脾胃虛弱，就會出現面色發黃、胸部臀部下垂、肥胖等衰老症狀。

導致脾胃虛弱的原因多種多樣，根據女性的生活習慣和性格等條件，我們歸納出女性脾胃虛弱的三大原因：情緒敏感多思、運動量少和過度減肥。

一般來說，女性心思細密敏感、憂愁多情，身邊一些很小的事，都能與自己聯繫，想得太多，情緒很容易受到影響。如果常常鬱鬱寡歡、情緒壓抑低落，就容易導致脾虛和肝鬱，人也變得消瘦、羸弱。

現代女性，特別是辦公室女性，運動量一般都不多。在中醫裡，脾主肌肉，脾虛的人容易肌肉無力，身材不是過瘦，就是虛胖。反過來講，如果運動量少，也就影響到脾的健康，容易脾虛。

很多女性追求苗條身材，經常節食減肥，甚至服用各種減肥產品，這都會傷害到脾胃的健康，常見的就是脾氣虛、慢性胃炎、胃潰瘍等疾病。

● 脾胃調和擺脫月經煩惱

月經不調、月經週期不規律、痛經是很多女性面臨的問題，不同程度影響自己的身心健康和正常生活。研究指出，如果脾胃出現問題，脾不能運輸營養物質，人體的津血就會虧虛，久而久之就會出現月經失調、痛經、閉經等症狀。所以月經方面的問題在治療上應該以調理脾胃為主，如果把脾胃調理好了，很多月經的問題自然就消失了。

此外還可以通過按摩血海穴來活血化瘀、通絡止痛。血海穴在大腿內側，髕底內側端上2寸。在月經前後幾天的睡前和起床前各按摩一次，經期停止按摩，每次用掌心用力揉按1分鐘，除了調理月經問題，還有助於去除雀斑。

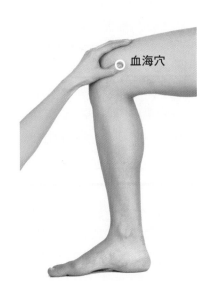

血海穴

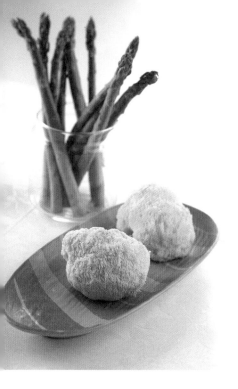

● 菌類

　　菌類食物有很好的排毒效果，常吃能促進排毒，使腸道暢通；經常食用菌類食物還能使膚色透亮，更加白皙細膩，且不容易長痘痘。

● 雞肉

　　雞肉可以補虛，有助於緩解脾胃虛弱引起的乏力、頭暈症狀；雞肉還可以改善月經不調等問題，有助於補充氣血，消除疲勞；雞肉中的維生素B12能維持神經系統的鎮定和健康，能讓煩躁的情緒穩定下來，讓心情更舒暢，有助於促進睡眠。

● 龍眼蓮子粥

　　這是女性保養身體、調理脾胃的好選擇，有很好的補血安神、健腦益智、補養心脾的功效。

● 好脾胃才有好皮膚

　　水潤光滑、白皙細膩的皮膚是女性的追求，化妝品是很多女性改善皮膚的主要方式，效果好不好先不說，其實化妝品會對皮膚造成不同程度的負擔。

　　皮膚病雖然見於表皮肌膚，但是與體內臟腑氣血陰陽失調有關，脾胃功能更是直接影響皮膚狀態的好壞。粉刺、黃褐斑、雀斑、濕疹、痘痘等皮膚問題都是脾胃功能失調所引起。因此想要擁有好肌膚，養好脾胃是關鍵，讓你從內而外散發光彩。

　　實熱體質的女性，首先要去濕，日常飲食可以多吃些木瓜、鴨肉來幫助消化。寒濕體質的女性，要以健脾利濕為主，可以多吃些紅棗、猴頭菇等補氣養胃的食物。

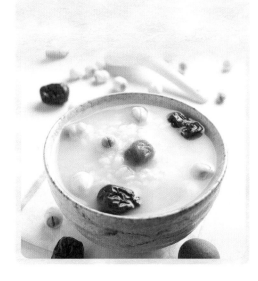

男性補脾胃養元氣

● 傷脾胃的生活方式

抽菸、喝酒是最傷脾胃的生活方式，男性在這方面的損害遠遠大於女性。長期抽菸會耗損胃陰，加重胃炎、潰瘍病的病情。菸中的尼古丁可使膽汁易於反流入胃，同時促使胃酸分泌增多，破壞胃黏膜，導致胃病。經常飲酒，酒精長時間刺激胃黏膜和十二指腸黏膜，容易導致黏膜上皮細胞壞死脫落，因而引起胃黏膜糜爛或潰瘍，誘發胃和十二指腸黏膜損傷及相關腸胃病。

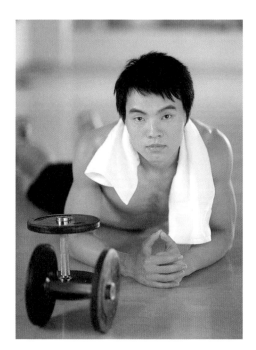

不規律的飲食習慣也是傷害脾胃的重要因素。出於工作或者各種應酬的因素，很多男性經常飲食不規律，餓一頓飽一頓。攝入更多脂肪和蛋白質，是導致直腸癌發生的一個重要原因。

此外，長期生活在壓力之下、運動少、睡眠少等都會影響脾胃功能的正常運行，所以男性除了戒菸、節制飲酒、飲食規律外，還要保持良好的精神狀態，平時多運動，提高睡眠品質，身體才會更健康。

● 補脾胃才能養元氣

元氣是人體免疫力所依賴的原動力。元氣充足，人的免疫力就強，就能預防和戰勝疾病。脾胃為後天之本，如果人的脾胃功能較弱，就會元氣不足，導致免疫力下降，各種疾病就會乘虛而入。

補脾胃養元氣，第一要保護好牙齒。因為牙齒承擔著咀嚼的重任，直接影響食物的攝取、消化和吸收，以及唾液腺、酶的分泌，能促進脾胃功能的正常運轉。第二要飲食規律，不暴飲暴食，不貪吃油膩難消化的食物。第三要早睡早起，經常熬夜會損傷元氣，很傷身體。第四要保持輕鬆、樂觀的情緒，這樣才能使胃口大開。第五要避免過度喜怒哀樂，情緒變化過激不利於身心健康。

● 去病需要脾胃先行

　　脾胃是「後天之本」、「氣血生化之源」，是人體能量的源頭。脾胃功能健康運轉，就能源源不斷生成身體所需的氣血，將營養物質順利運輸到全身，這就為防病治病儲備了能量。此外，脾屬土，土克水，能調節人體水液的代謝，否則身體濕濁，容易產生很多疾病。確保脾胃健康，不僅能促進身體五臟六腑的健康運轉，也有助於預防和治療多種疾病。

　　在飲食上，男性可以適量吃一些牛肉、山藥、紅棗等健脾胃的食物，也可以選擇一些有健脾胃作用的中成藥。還可以按摩脾胃兩經上的穴位。脾經可以增長血氣、去濕除濁，主要穴位有隱白穴、大都穴、三陰交穴、陰陵泉穴、血海穴等；推拿胃經可以增進食欲、促進消化，主要穴位有中脘穴、足三里穴和豐隆穴等。

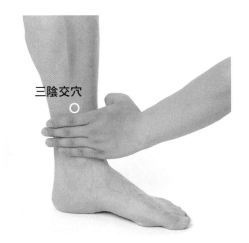

三陰交穴

　　男性調理脾胃，首先要補腎。許多男性長期腰酸腿軟、失眠多夢，其實都是腎虛惹的禍。腎虛的男性進補應當以補腎固陽、養血固精為本，可以多吃些魚、蝦、牡蠣、羊肉、牛肉、韭菜等食物，這類食物富含蛋白質、鋅、精胺酸等營養素。

　　補腎之後，應該進一步加強脾胃的保健。脾不運化或脾胃不和時就要以補陽運脾為主，多吃些性溫健脾的食物，如白米、蓮子、鱔魚、鯽魚、白帶魚等食物。山藥、紅棗、蓮子等富含澱粉，容易消化吸收，可以發揮健脾益氣的作用。在肉類的攝取上，應該以肉質細膩的魚肉為主。

　　對於虛胖的男性來說，應該控制脂肪和碳水化合物的攝取，飲食宜清淡，食物採取少油的烹製方式，如清蒸、清燉、涼拌等。

　　經常加班熬夜的男性，由於用眼過度，易眼睛乾澀、身體疲勞，這時候可以選用含磷脂高的蛋黃、魚、蝦、核桃、花生等食物，還要多吃富含胡蘿蔔素的蔬果與富含維生素A的動物肝臟。

中老年人養脾胃少生病

● 脾胃好才能少生病

　　人到了中年以後，身體各方面的機能開始逐漸衰退，脾胃功能日益下降，對食物的消化吸收功能減弱。此外，飲食不當、營養失衡、臟腑失調、休息不足、缺乏運動等，也都會造成脾胃衰弱，一般表現為厭食、食少腹脹、少氣懶言、口臭、大便乾結、身體倦怠、面色萎黃、免疫力差等。

　　由於運化能力減弱，體內的毒素和廢物不能及時排出體外，就容易出現疾病。所以，對於中老年人來說，除了要積極預防心血管疾病、高血壓、糖尿病等老年常見疾病外，還要關注脾胃的健康。中老年人的消化系統功能本來就比年輕人差，特別是牙齒易鬆動、脫落，進而影響進食，所以保養脾胃要更用心。把後天之本的脾胃調理好，也會減少疾病發生的機會，才能益壽延年。

● 中老年人常見的胃病

　　對中老年人來說，身體的新陳代謝功能會逐漸下降，在消化系統方面的表現最為明顯。牙齒脫落會影響咀嚼功能，食物咀嚼不充分，容易給胃帶來很大負擔；味蕾萎縮，分泌的唾液減少，也會給胃帶來壓力。再加上胃本身也在逐漸老化，因此中老年人特別容易出現胃病。

　　一般來說，中老年人特別是老年人的胃病主要有慢性胃炎、胃潰瘍、胃出血、胃穿孔、胃下垂、胃癌等。由於體質的關係，老年人的胃病與年輕人的胃病有所不同，例如年輕人的慢性胃炎往往是淺表性胃炎，而老年人多是萎縮性胃炎。

　　比較麻煩的一點，是中老年人身體機能下降，除了有胃病外，往往還有腦心血管方面的疾病，和胃病相互影響，給診治帶來很大的困難。

　　所以應對胃病，中老年人除了依靠健康的飲食習慣、生活習慣和良好的心態之外，還應該注重體檢，以便及時發現，提早治療。同時服用藥物也要謹慎，因為不管是疾病還是藥物，都會加速胃老化，最好在醫生的指導下幫助胃黏膜修復再生，根治胃病。

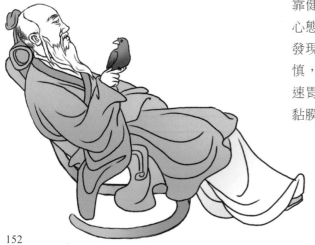

脾胃衰弱如何調理

首先，飲食要儘量清淡，易於消化。油膩和油炸的食物要儘量少吃，多補充維生素和鈣質，提高身體的免疫力，時令蔬菜更能幫助消化和吸收。同時少食辛辣、生冷等刺激性的食物。食物溫涼適當，切忌過熱或過冷，否則會傷及胃黏膜，影響腸胃的正常功能。老年人因為牙齒的問題，咀嚼會變慢，所以要少吃那些不易消化且難以咀嚼的食物。飯後可以適當喝些優酪乳助消化，補充腸道內缺乏的益生菌。

其次，適當的運動有助於增進食欲、促進消化吸收，使氣血化源充足，精、氣、神旺盛，還能延緩脾胃衰老。老年人可以根據自己的身體情況選擇不太劇烈的有氧運動，如太極拳、八段錦等，避免一些運動量大的運動類型。

再來，在飲酒這個問題上，中老年人不是不可以喝酒，但要根據自身情況選擇適合的酒類，少量飲用即可。過量不僅會傷害脾胃，還會影響血壓。

最後，要保持良好的情緒和積極樂觀的心態。好心情有助於提高食欲，還能對生活更有信心。

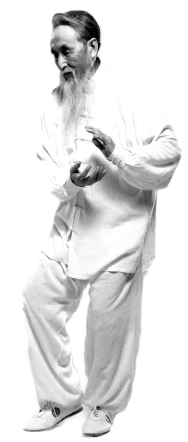

老年人適當運動有助於延緩脾胃衰老，
使氣血化源充足。

153

上班族養胃，精神好不疲勞

● 傷害脾胃的生活方式

上班族的日常飲食常常是沒時間吃早餐，中餐簡單應付了事，晚餐反而成為一天中的唯一正餐而大吃大喝，睡前再吃點宵夜，健康的脾胃常常在這樣的飲食方式中受到傷害。

上班族大多長期久坐對著電腦工作，活動量極少，休息不足，飲食失調，長久下來，就會導致脾胃虛弱，常常表現為消化不良、缺乏食欲、容易打嗝胃脹、疲倦乏力、憂思過慮、失眠多夢等。

此外，情緒緊張、過度勞倦等，都會導致胃腸蠕動減慢，消化液分泌減少，因而誘發各種腸胃疾病。這裡說的過度疲倦不單只是體力疲乏，還包括腦力疲勞、飲食疲勞（吃太多）和精神疲勞（精神壓力大），過度疲勞傷脾，繼而傷胃，很容易導致身體消瘦或虛胖。

飲食調理脾胃

❶ 三餐定時、定量，尤其是早餐不能隨意應付，更不能不吃早餐。

❷ 飲食以低熱量為主，儘量少吃脂肪類食物。

❸ 多吃富含維生素、鈣的食物，並且多吃有抗輻射和保護眼睛的食物。

❹ 多吃富含膳食纖維的食物，並且多喝水，促進胃腸蠕動，幫助消化。

❺ 推薦食物：胡蘿蔔、核桃、枸杞、香蕉、檸檬、豬肝、起司、雞蛋等。

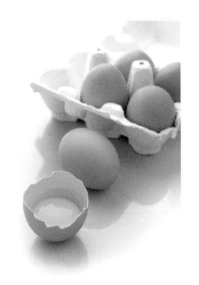

● 減輕熬夜加班對脾胃的傷害

出於工作的需要，上班族常常不得不熬夜加班。正常來說，每天晚上11點左右，人體就會自動進入睡眠狀態，此時胃腸蠕動速度也會減慢。如果熬夜，脾胃就不得不保持工作狀態，得不到應有的休息。因此經常熬夜的人，脾胃腸道會由於負荷過量工作而出現虛弱失調，容易倦怠、黑眼圈、皮膚乾燥、視力下降、便祕等。

為了身體健康，上班族應該儘量減少熬夜的次數；晚飯吃易於消化的粥、湯麵等食物，不宜吃太飽，以免加重脾胃負擔；熬夜期間避免使用咖啡或濃茶來提神；不要吃生冷油膩的食物；平時多補充維生素B群和維生素C，緩解疲勞和壓力。

經常加班熬夜，可以輔以按摩、熱敷腹部緩解脾胃不適的狀況，減少熬夜對身體的傷害。在臨睡前，用手掌順時針按摩腹部5分鐘，再逆時針按摩5分鐘，不僅能幫助緊張的胃腸放鬆，而且對腹脹、腸鳴等都有緩解作用。

● 注重休息和運動

工作之餘還應該適度運動，防止虛胖，最好每天安排半小時以上的有氧運動，例如慢跑、打球、爬樓梯等。在工作中，要抽空讓眼睛休息，做眼保健操緩解眼部疲勞；還可以按摩風池穴、後溪穴、中渚穴等，放鬆全身肌肉；或者做一些原地踏步、起立蹲下等運動，促進血液循環。

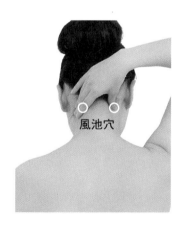
風池穴

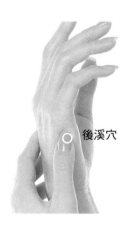
後溪穴

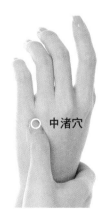
中渚穴

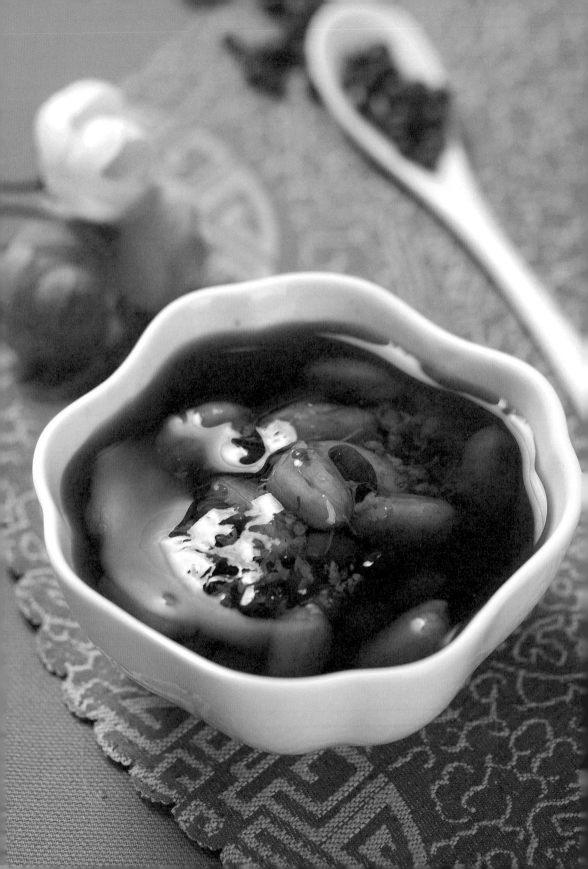

第三章

打通胃經
生命之樹常青

經絡養脾胃：按摩和艾灸

常使用的七種按摩手法

1 點按法

手法　用一手或兩手的大拇指、中指、食指，或
　　　食指、中指、無名指三指併攏，放在施術
　　　部位皮膚的穴位上，用力向下按壓。
操作　實際操作時，必須由輕到重，以感到
　　　酸、麻、脹感為度。
功效　有通經活絡、軟堅散結、鎮靜止痛的作用。
運用　適用於全身各處穴位。

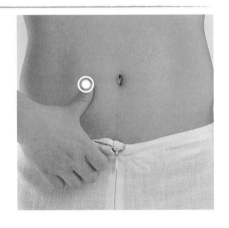

2 壓法

手法　用單手或雙手大拇指腹接觸施術部位；也可用各指併攏以指腹壓；也可用手掌
　　　壓或將另一手重疊在手背上，用力進行按壓；也可以用肘壓，即用肘關節後面
　　　的突起（即尺骨鷹嘴部位），接觸施術部位進行深壓。
操作　其操作要領與點按法相同，但壓力較重，可達肌肉深層。手法可以持續或間歇
　　　進行，使施術部位有脹、麻、酸、熱感。
功效　有解痙攣、通經絡、行氣血、散風濕、止疼痛等作用。
運用　適用於腹部、背部、腰部和全身的大肌肉群。

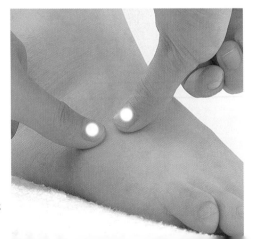

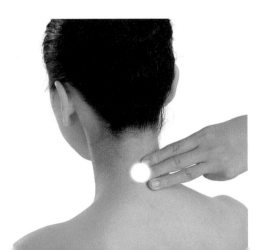

3 推法

手法　用大拇指指腹或掌根，或四指併攏用滿手掌，放在施術部位或穴位上，作直線形的推動。推進的方向隨部位而異，在四肢一般採用由下而上，或由上而下直推。在胸部、腹部、背部，一般採用由上而下直推，或由內向外作八字形的分推。在臀部一般採用由尾骨起向上作八字形的分推。

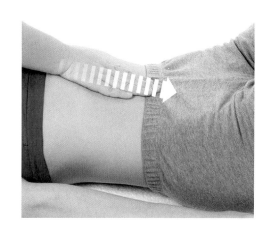

操作　應注意推法用力宜大些，但不要過猛。推法因用力大小，其深度也有深淺，淺可達皮下，深可達肌肉、骨骼、內臟。推法的頻率，一般在每分鐘50~150次。

功效　有通經絡、行氣血、解痙攣、散風寒、解表清熱、宣通肺氣、調理胃腸作用。

運用　指推法多用於頭面部、胸腹部、腰背部；掌根推法多用於胸腹、腰背、四肢。

4 揉法

手法　用指腹、指掌面或手掌，沿著施術的部位，或病變的周圍，由淺到深地作反覆迴旋的揉動。有指揉法（食指、中指、無名指三指併攏）及掌揉法兩種。

操作　操作時，揉動的手掌或手指要緊貼皮膚，作旋轉或弧形的揉動。揉動時用力需由輕而重，要達到深部。其揉動頻率一般每分鐘不少於60次，由慢到快，再由快到慢而停止。

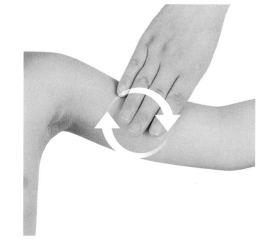

功效　有通絡散結、活血化瘀、消除腫脹、散風止痛、消食下氣作用。

運用　適用於全身各處穴位。

5 掐法

手法 用大拇指、食指或中指末節，呈彎曲狀，以指端在施術部位或經穴處深深掐壓。指切時，用力必須輕柔緩慢，力量均勻適中。

操作 掐法用力要貫注於指端，力量深達骨面，動作不能過猛、過急，以免損傷皮膚、肌肉，以病人感到酸、脹、痛為度。掐後應輕揉瘀處，以緩解不適的痛感。

功效 有通經活血、消腫止痛、開竅提神等作用。

運用 可用於急救時掐人中穴、湧泉穴。

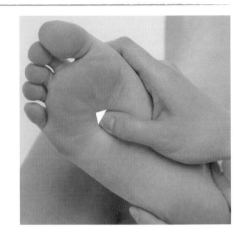

6 撚轉法

手法 用大拇指和食指端相對成鉗形，提起皮膚或肌腱，進行往返撚動。

操作 動作要小，用力要輕，以感到酸痛為度。

功效 能解肌表、散風寒、固衛陽、行氣血、消疼痛。

運用 適用於全身皮膚。

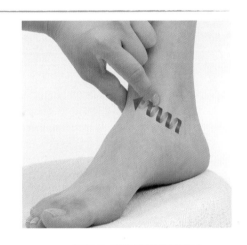

7 搓法

手法 用手掌緊貼在施術部位，進行往返滾搓。速度由慢到快，再由快到慢，以搓至皮膚變成紅潤為度。

功效 有疏通經絡、行氣活血、鎮痛止痛、祛風散寒、緩解痙攣等作用。

運用 適用於全身皮膚。

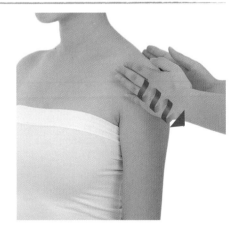

常使用的兩種艾灸療法

1 艾炷灸

　　艾炷灸是指將純淨的艾絨放在平板上，用手搓捏成圓錐形的艾炷，常用的艾炷小如麥粒，中如蒼耳子，大如蓮子等，大小各不一。灸時每燃完一個艾炷，叫做一壯。

　　艾炷灸又分直接灸與間接灸兩類。

　　直接灸，即指將大小適宜的艾炷，直接放在皮膚上施灸。若施灸時需將皮膚燒傷化膿，癒後留有瘢痕者，稱為瘢痕灸。若不使皮膚燒傷化膿，不留瘢痕者，稱為無瘢痕灸。

瘢痕灸

　　又稱化膿灸。施灸時先將所灸腧穴部位，塗以少量大蒜汁，以增加黏附和刺激作用，然後將大小適宜的艾炷置於腧穴上，用火點燃艾炷施灸。每壯艾炷必須燃盡，除去灰燼後，方可繼續易炷再灸，待規定壯數灸完為止。施灸時由於艾火燒灼皮膚，因此會產生劇痛，此時可用手在施灸腧穴周圍輕輕拍打，藉以緩解疼痛。在正常情況下，灸後1週左右，施灸部位化膿形成灸瘡，5~6週灸瘡自行痊癒，結痂脫落後而留下瘢痕。

無瘢痕灸

　　又稱非化膿灸。施灸時先在所灸腧穴部位塗以少量凡士林，以使艾炷便於黏附，然後將大小適宜的（約如蒼耳子大）艾炷，置於腧穴上點燃施灸，當艾炷燃剩2/5或1/4而感到微有灼痛時，即可易炷再灸。若用麥粒大的艾炷施灸，當感到灼痛時，用鑷子柄將艾炷熄滅，然後繼續易炷再灸，待將規定壯數灸完為止。

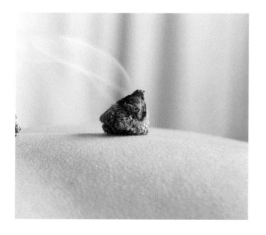
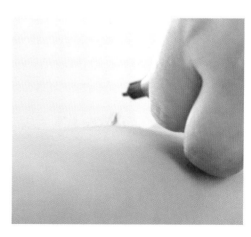

間接灸，即指用藥物將艾炷與施灸部位的皮膚隔開進行施灸的方法。所用間隔藥物很多，如以生薑間隔者，稱隔薑灸；用食鹽間隔者，稱隔鹽灸。

隔薑灸

切取厚約3公分的薑片，在中心處用針穿刺數孔，上置蠶豆大小的艾炷放在穴位上施灸。如感覺灼熱不可忍受時，可將薑片向上提起，稍停後放下再灸，或在穴位皮膚上襯一層乾棉花，直到局部皮膚潮紅為止。

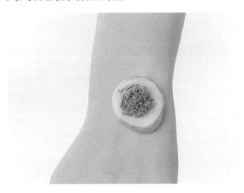

隔蒜灸

用新鮮蒜頭，尤以獨子蒜為佳，將其洗淨，晾乾，切成3公分厚的薄片，用針穿刺數孔，放在穴位或腫塊上，用艾炷施灸，每灸4~5壯即換去蒜片，每次需灸5~7壯。

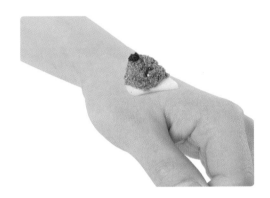

隔鹽灸

本法用於臍窩部施灸，操作時用食鹽填平臍孔，最好在鹽上再放置薑片，上置艾炷施灸。倘若不用薑片，則可在食鹽上放一層布或在臍孔周圍用濕麵粉圍成一圈施灸，這樣可以避免引起意外燙傷。因為將艾炷直接放在食鹽上灸，食鹽受火容易爆起而引發燙傷等。

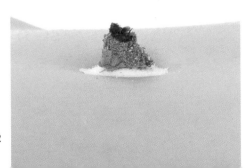

隔附子餅灸

將生附子切研為細末，過篩，以黃酒調和做餅，約7公分厚，上置艾炷或艾段施灸。由於附子辛溫大熱，有溫腎補火的作用，多用以治療各種陽虛病症。

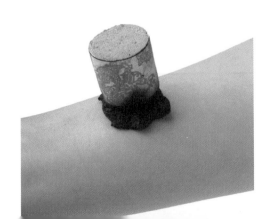

2 艾條灸

　　艾條灸在胃病治療中具有簡捷、方便、易於掌握的優點，運用最為普遍。艾條由純艾絨卷製而成，也有在每條艾絨中摻入肉桂、乾薑、丁香、獨活、細辛、白芷、雄黃、蒼朮、沒藥、乳香、川椒等各等分的細末6克，則成為藥條。艾條成品，在中藥店均有供售。施灸的方法分溫和灸、雀啄灸和迴旋灸。

溫和灸

　　施灸時，將艾條的一端點燃，對準應灸的腧穴部位或患處，距皮膚2~3公分，進行燻烤，使施灸部位有溫熱感而無灼痛為宜，一般每處灸5~7分鐘，至皮膚紅暈為度。此法適用於慢性病症和保健。

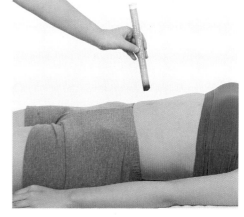

雀啄灸

　　施灸時，將艾條的一端點燃，與施灸部位的皮膚不在一定距離，而是像鳥雀啄食一樣，一上一下活動地施灸。此法熱感較強，適用於急症和較頑固的病症。

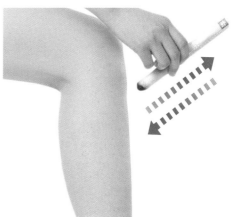

迴旋灸

　　施灸時，將艾條的一端點燃，對著施灸部位，調節好距離以後，向左右方向移動或反復旋轉地施灸，在較大範圍內給患者一種舒適溫和的刺激。此法適用於急症。

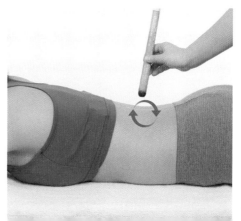

養好胃經，無病一身輕

脾胃也有「作息時間表」

● 辰時（早晨7點到9點）胃經當令

就像人每天有工作、吃飯、休息的作息規律一樣，身體臟器也有它們各自的「作息時間表」。只有在它們的「工作時間」內，這些臟器的工作狀態才是最好的，否則會不利於臟器本身的健康，繼而影響人的健康。

古人把每日分為12個時辰，按照中醫理論，每個時辰都對應一個臟器，在這個時辰內，由這個臟器發揮主導作用，這也是它最活躍的時候。過了這個時辰，就由別的臟器當值，它就漸漸平靜下來休息。

中醫認為，辰時（早晨7點到9點）胃經最旺，腸胃會自身排毒，而且由於它們非常活躍，所以是調理腸胃的好時機。在這個時辰內，胃會保持開放狀態，容易接納吃下去的食物，並且能最好地消化吸收。

這也就是為什麼早餐非常重要的原因。一日三餐中，從早餐吸收的營養占50%，午餐和晚餐吃得再多再好，如果不能充分吸收也是浪費。此外，雖然辰時的胃最活躍，最適合養胃，但並不意味著養胃只關注辰時就好。在其他時間裡，胃依然在努力工作著，只是不像在辰時由它主導而已。

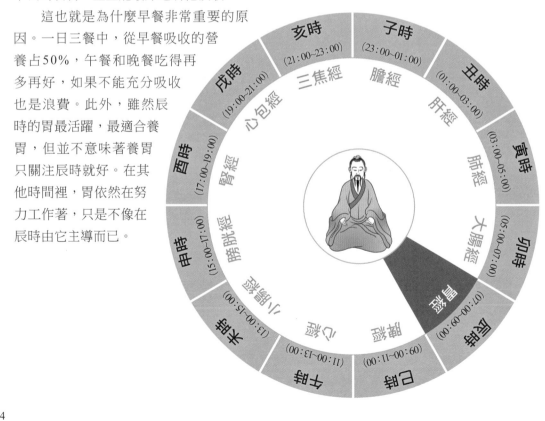

● 順應胃的作息時間

一般來說，食物在胃中停留的時間大約是4小時，所以在白天大概每隔5~6小時進餐會比較適合，這樣既可以讓胃不會過於饑餓，又確保一定的休息時間。順應胃的作息時間，要求該吃的時候要吃，不該吃的時候不要吃。雖然可以在時間和進食量上有靈活性，但也不能偏離了一定的範圍，否則就會傷脾胃了。

養胃時間表

7：00 喝杯溫開水。此時喝水可以濕潤口腔、食道和胃黏膜，沖刷附於胃黏膜上的黏液和膽汁，促進胃腸蠕動，為進食做好準備，還可以補充身體流失的水分，但不宜多，100毫升即可，以免沖淡胃液，影響食物消化。

7：30 吃早餐。經常不吃早餐引發胃病、十二指腸潰瘍的機率高達36%，還容易導致低血糖、記憶力下降，增加膽結石的罹患風險。一份好的早餐應該包括穀類、奶類、肉類、豆製品、水果和蔬菜。早餐不宜吃刺激性的食物，以免損傷胃黏膜。

10：00 起身走一走。放下手中的工作，起身做一些簡單的身體放鬆運動，有助於早餐的消化，順便吃點水果或喝點水，促進血液循環和廢物代謝排出。

11：30 午餐補充蛋白質。午餐應該注重補充優質蛋白質，可以吃些瘦肉、魚類、豆製品。飽餐後不要立即坐臥、蹲下或彎腰，以免導致胃食道逆流，也不宜劇烈運動，以免引起胃下垂或腹部痙攣。

13：00 午休助消化。如果有時間的話，儘量睡個午覺，只要半個小時就可以，不僅能讓大腦休息，還有助於促進午餐的消化吸收。但最好別趴在桌上午睡，以免造成腸胃脹氣。

17：30 晚餐宜清淡。進食量以七分飽為好，注意補充雜糧和蔬菜。如果進食大量高脂肪、高熱量的食物，會導致消化不良，影響晚上睡眠。

19：00 散步。晚飯後不要躺著或久坐，可以散步，但是飯後半小時內不要劇烈運動。此外，由於胃靠近腹壁，只有少量肌肉和脂肪包裹在周邊，容易受涼，所以要做好保暖措施，尤其是老年人和體質較弱者。

常按足三里，強胃又健脾

足三里穴是足陽明胃經的主要穴位之一，一提及穴位按摩健脾胃，都避不開足三里這個穴位。「三里」指的是理上、理中、理下。胃在腹部的上部，胃脹、胃脘疼痛的時候就要「理上」，按足三里穴的時候要往上使勁；腹部正中出現不適，就需要「理中」，只要往內按就可以；小腹在腹部下部，小腹上的疼痛，在按足三里穴的時候要向下使勁，這就叫「理下」。

足三里穴是足陽明胃經上的合穴，所謂合穴，就是全身經脈流注會合的穴位，最善於治療腹部病患。如果遇到了胃腹悶脹、消化不良、吐酸、嘔吐、腹瀉、胃痙攣、便祕等症狀，就可以經常按揉，可以理脾胃、調氣血、補虛弱。經常按揉足三里穴，還具有溫中散寒、補中益氣、強壯身體的作用，能調節機體免疫力，增強抗病能力。

經常按揉足三里穴還可以疏通經絡，運行氣血，促進身體新陳代謝，協調臟腑功能，對抗衰老、益壽延年大有裨益。

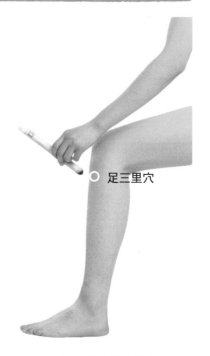

每天艾灸足三里穴，
每次10~15分鐘，
長期堅持可以強胃健脾。

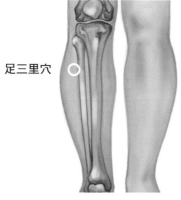

足三里穴

| 取穴 |

足三里穴位於小腿前外側、犢鼻下3寸。快速找足三里穴，可以站位彎腰，同側手的虎口圍住髕骨上外緣，其餘四指向下，中指指尖處即是足三里穴。

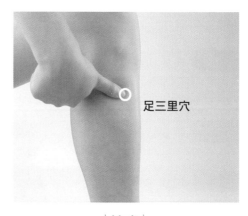

足三里穴

| 按摩 |

按摩時，用大拇指指腹垂直用力按壓穴位，會有酸脹感，就說明按壓發揮了作用。可以每天早晚各按揉1次，左右兩側同時按揉，每次3分鐘就可以。

● 上班族按揉足三里穴

上班族大多長時間坐在辦公室裡，難免會感覺到四肢疲倦酸痛，這時可以在休息時間敲打足三里穴，再輔以按揉腳底的湧泉穴（捲足，足底前1/3處的凹陷處）。敲打、按揉以感覺到酸脹感為宜，每次5~10分鐘，疲勞感就能快速消除。

● 產婦按揉足三里穴

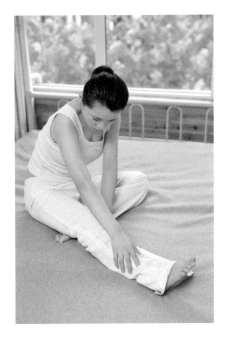

民間有「常拍足三里，勝吃老母雞」的說法，產婦坐月子，吃老母雞有很大的滋補作用。而中醫研究發現，按揉足三里穴與吃老母雞有相同的功效，而且還不會上火。足三里穴具有雙向調節的作用，如果產婦氣血都虛，足三里穴可以補；如果產婦上火，足三里穴又可以幫助降火。因此，產婦在產後常按足三里穴，能有效促進胃腸功能的恢復，特別適合剖腹產的產婦。

總而言之，一般的消化系統疾病都可以從足三里穴調理，此外，一般的高血壓、糖尿病、頭痛、頭暈、產後乳汁不足等，也可以透過按揉足三里穴緩解。

艾灸足三里穴

「若要身體安，三里常不乾。」想要足三里穴不乾的最好方法就是用艾條艾灸，可以每週灸1~2次，每次20分鐘。艾灸時應該讓艾條的溫度稍高一些，使局部皮膚發紅。艾條緩慢沿足三里穴上下移動，以不燒傷皮膚為度。堅持兩個月左右，就會使胃腸功能得到改善，使人精神煥發、精力充沛。

內庭穴擅長瀉胃火

內庭穴是足陽明胃經的滎穴。「滎」有泉水已成小流的意思。《難經・六十八難》中說：「滎主身熱。」說明滎穴主要用於發熱病症，有清胃瀉火、理氣止痛的功效。

內庭穴的一個顯著功效就是可以瀉胃火。凡是胃火引起的胃酸、便祕、牙痛、口臭、咽喉痛、鼻出血等，都可以透過按揉內庭穴來緩解。

此外，如果能和勞宮穴一起按揉，效果會更好。勞宮穴是手厥陰心包經上的要穴，在手掌心第2、第3掌骨之間，握拳屈指時中指指尖所指掌心處，按壓有酸脹感處即是。勞宮穴之所以能去熱、除口臭，是因為它是心包經上的滎穴，清熱瀉火是其一大功能。勞宮穴也常用來治療身熱或內熱引起的口瘡、口臭。

● 如何判斷自己是否有胃火？

元代醫學家朱丹溪在《局方發揮》中說道：「平時津液隨上升之氣鬱積而成，鬱積之久，濕中生熱，故從火化，遂作酸味，非熱而何？」意思是說津液隨氣上升而鬱積生熱，時間長了就會生化為火，就會引起胃反酸、口臭。

一般來說，口臭、胃酸、便祕多是胃火導致的，所以也是判斷胃火的重要依據。如果同時具有這三個問題，就可以確定有胃火了。

胃火大的人比較能吃，也容易肥胖。如果想透過抑制食欲來控制體重，就可以讓內庭穴來幫忙。內庭穴能抑制食欲的主要原因，還是在於能瀉胃火。這時候如果按揉或針刺內庭穴，會有很好的瀉火效果，繼而降低食欲。

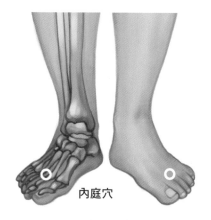

內庭穴

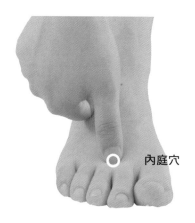

內庭穴

| 取穴 |

內庭穴位於足背，當第2、第3趾間，趾蹼緣後方赤白肉際處。取穴時，正坐或仰臥位，在第2蹠趾關節前方，第2、第3趾縫間，皮膚顏色深淺交界處即是。

| 按摩 |

堅持每天按揉。以大拇指的指端按住此穴，稍用力按壓，以有酸脹感為宜，每側1分鐘。

● 內庭穴的其他功效

人到中年以後，脾胃功能就會逐漸減退，出現消化不良，而很多老年人會有不愛吃東西、腹脹、排便困難等常見問題。這時候可以透過刺激內庭穴來改善這些問題。

經常刺激內庭穴還能改善因胃火大導致的痘痘問題。在中醫看來，痘痘是人體內血熱瘀積、內分泌失調，使體內的陽盛化火，熱灼脈絡，造成毒素長期得不到代謝所致。想要去除痘痘，除了遠離辛辣、油膩、甜膩的食物外，還可以每天用手指指端按壓內庭穴，力度稍大但要在個人可承受的範圍內。按揉的時間最好在每天早上7點到9點之間（辰時），這段時間胃經當令，按揉的效果最好。

艾灸和刮痧

在內庭穴進行艾炷灸，每側穴位每次需要灸3~5壯；如果是用艾條灸，則每側需要灸5~15分鐘。

在內庭穴刮痧，方法是用刮痧板在內庭穴周圍2寸左右的部位由上而下刮拭，每次刮拭30下，力度適中，以出痧為宜。以同樣的方法，再換另一側的內庭穴刮拭。

需要注意的是，每次刮痧後，需要等皮膚表面的痧全部消退後再進行下一次刮痧，一般需要3~6天，否則時間相隔太近，容易對皮膚造成損傷。

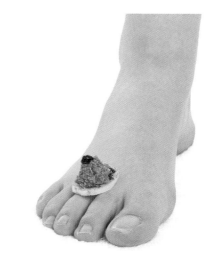

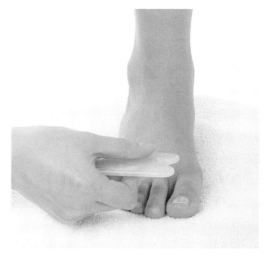

梁丘穴可以緩解胃酸和腹瀉

● 胃反酸、腹瀉就找梁丘穴

出現胃酸，常常會感覺一股酸氣從口腔湧出，下嚥困難，有燒心感，在飯後、躺臥或者腹壓增大時最為明顯，有時候胃中的食物、酸味和苦味液體甚至會逆流到口腔。胃酸過多會損傷胃黏膜，胃加快蠕動會造成腹瀉，胃減緩蠕動會造成腹脹。

腹瀉俗稱拉肚子，腹瀉時排便次數明顯超過正常頻率，大便稀薄，水分增加。止瀉藥是治療腹瀉的特效藥，但對於經常性腹瀉，應該從脾胃上根治，才能「長治久安」。

易出現胃酸、腹瀉的人，除了要注重日常的飲食外，還可以通過按揉梁丘穴得以緩解。梁丘穴是足陽明胃經的郄穴，有理氣和胃、通經活絡的功效。梁，山梁；丘，丘陵。形如山梁丘陵，穴當其處。「郄」即是空隙之意，郄穴是經氣深聚的部位，常用來治療急性病，如急性腸胃炎、胃痙攣、腹瀉、膝蓋痛等，還能有效緩解胃酸。

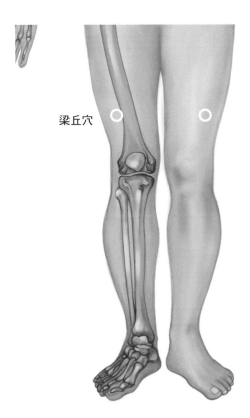

梁丘穴

| 取穴 |

梁丘穴位於股前區膝蓋骨附近，髕骨外緣上2寸，股外側肌與股直肌肌腱之間。取穴時正坐屈膝，膝蓋外上緣上2橫指處就是。取穴時可以腳用力伸直，膝蓋骨外側會出現細長肌肉的凹陷，朝用力按壓凹陷的上方看，會有震動感，這就是梁丘穴。

● 如果是長時間站立或行走導致的膝蓋痛，可先用熱水袋或熱毛巾熱敷，然後再按摩。

● 治療腹瀉的其他穴位

天樞穴是胃經要穴，也是大腸經的募穴，是陽明脈氣所發之處，具有健脾和胃、通調腸腑的功效，對治療腹瀉也很有幫助。天樞穴在上腹部，橫平臍中，前正中線旁開2寸。取穴時仰臥，肚臍旁開3橫指，按壓有酸脹感處就是天樞穴。可以用指腹按揉，也可以艾灸，左右兩個穴位各灸20分鐘，順帶灸一下神闕穴（即肚臍眼），腹瀉就能改善許多。

艾灸梁丘穴

艾灸梁丘穴也是治療急性腹瀉的好辦法。直接灸時，用麥粒大小的艾炷，每壯灸至感覺發熱時就拿掉，每次灸7~9壯，以梁丘穴局部泛紅為宜。多灸幾次，腹瀉症狀就能止住，大便成形，體力也會逐漸恢復。

除了天樞穴外，還可以灸關元穴、氣海穴和上巨虛穴，關元穴和氣海穴都有固本培元的功效，上巨虛穴具有調和腸胃、行氣化瘀的功效，對緩解腹瀉也很有效。

治療急性腹瀉還有一個特效穴—地機穴，交替按揉兩側的地機穴，每次3~5分鐘，就能很好地緩解症狀。

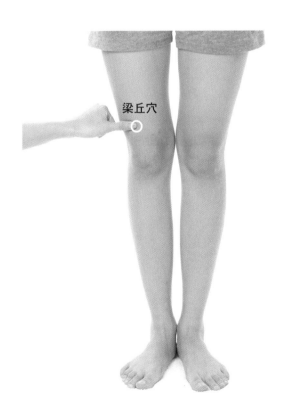

梁丘穴

| 按摩 |

飲食不規律、身心壓力大的人，很容易出現胃酸、胃痛等胃部不適症狀。如果出現胃酸，可以用大拇指用力按壓梁丘穴，每次壓20秒，休息5秒再繼續，按壓1~3分鐘，胃酸狀況就能緩解許多。也可以用牙籤對此穴進行反覆刺激。此外，遇到胃痛、胃酸、胃脹時，還可以搭配按摩上脘穴、中脘穴、下脘穴以及足三里穴，對胃痛、胃酸、胃脹等有很好的防治作用。

豐隆穴是減肥大穴

● 豐隆穴化痰減肥

豐隆穴是足陽明胃經的絡穴，聯絡脾經。豐者大也，隆是隆盛之意。從字面上看，豐隆穴的作用應該是讓人豐滿隆盛，而事實恰恰相反，這是減肥消脂的大穴。

所謂絡穴，就是聯通表裡兩經的穴位，是表裡兩經經氣相通的部位。一般的慢性胃病也可以透過絡穴來調治，中醫裡有「久病入絡，郄治急，絡治慢」的說法。豐隆穴能調治脾和胃這兩大臟腑，有很好的除濕去痰效果，所以豐隆穴也被稱為「化痰穴」。愛抽菸的人，一般來說痰也會很多，就可以多按揉豐隆穴來改善。

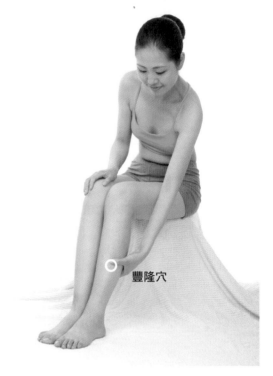

豐隆穴

中醫裡的「痰」有廣義和狹義之分，狹義上的痰又被稱為外痰，一般是指呼吸系統的分泌物，就是我們生活中理解的痰。廣義上的痰是指內痰，內痰是體內津液在致病因素的影響下，失去了正常的運行功能，逐漸停留積蓄成為一種黏稠有害的液體。這種液體是咳不出來，留在體內產生病變，導致人生病。肥胖的人多是痰濕體質；咳嗽多是痰濕蘊肺所致；哮喘的病因也是以痰為主；高血壓就有一種是痰濕阻滯型高血壓；高脂血症多是脾胃失調致使內生痰濁所致。

肥胖的人多是痰濕體質，這裡的痰是一種負擔，會消耗體內的氣血。肥胖的主要原因是脾胃功能失調，因此肥胖的人想要減肥，首先要養好自己的脾胃，然後再考慮運動減肥。體內的多餘脂肪堆積與經絡不通也有一定的關係，因此可以找出善於化痰的豐隆穴來調養。刺激胃經上的豐隆穴，有助於調節全身的脂肪代謝，去除多餘的脂肪，發揮減肥的功效。

● 豐隆穴治慢性胃病

在慢性胃病發作時，點按豐隆穴會有緩解症狀的作用。用拇指指尖垂直向下點，以有酸脹感為宜，然後再按揉，每次3~5分鐘。有胃病的人可以每天堅持按揉，次數不限。

按揉天樞穴減肥

天樞穴也有減肥瘦身的作用，是針灸減肥領域不可缺少的穴位。不過對一般人而言，針灸是不太可能自己施行，但可以在每天的早晨7點到9點胃經當令的這段時間裡，持續按摩天樞穴200下，兩邊的穴位都按。效果雖然比不上針灸，但也有很好的效果。

天樞穴在腹部，橫平臍中，前正中線旁開2寸（肚臍旁開3橫指），按壓有酸脹感處即是。

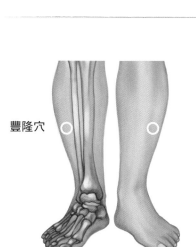

豐隆穴

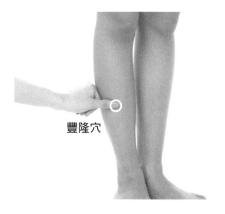

豐隆穴

| 取穴 |

豐隆穴在小腿外側，脛骨前肌的外緣，外踝尖上8寸處。取穴時，可以坐位屈膝，在足三里穴向下量6橫指的凹陷處即是。

| 按摩 |

平時可以用大拇指稍微用力按壓穴位，以略有疼痛感為宜，按住5分鐘後鬆開，雙手交替按揉3~5分鐘。平時也可以用拳頭輕輕敲打此穴，以皮膚變紅為準，每次5~10分鐘。

其他經脈上的養胃大穴

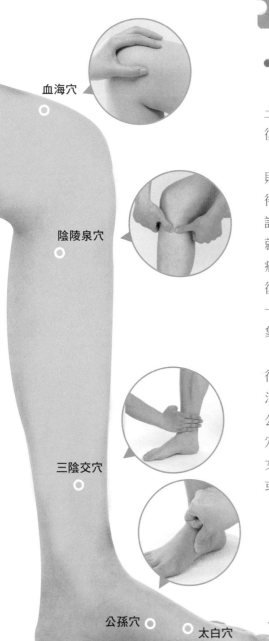

血海穴

陰陵泉穴

三陰交穴

公孫穴　　太白穴

● 按脾經有助於養脾胃

　　脾是五臟五行之氣的中和力量，有「中土」之稱。脾蘊含生機，化育萬物，是人體的後天之本，飲食水谷營養生化之源。

　　《靈樞・經脈》中說到，脾之病「是動則病舌本強，食則嘔，胃脘痛，腹脹，善噫，得後與氣，則快然如衰，身體皆重」。這段話的意思是說，如果一個人的脾經出現問題，就會表現為舌根強直、吃食物的時候嘔吐、胃痛、腹脹、時有噯氣等症狀。在排大便或放屁後就會感覺到脘腹輕快舒服，就好像病痊癒了一般。此外還會出現全身上下都有沉重感的病象。所以經常按摩脾經有助於養好脾胃。

　　脾經主管著身體營養的運化和氣血的運行，不可不通。脾胃出現的問題也要從脾經上治療，可以多按摩脾經上的幾個重點穴位，如公孫穴、陰陵泉穴、血海穴、太白穴、三陰交穴等。一般的消化系統疾病可以多按摩脾經，女性的月經問題也可以透過持續按摩脾經解決或改善。

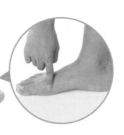

● 養脾經要少傷肝

中醫認為：「肝為剛臟，喜條達而惡抑鬱，在志為怒。」意思是說，肝屬於剛強、躁急的臟器，喜歡舒暢柔和的情緒，不喜歡抑鬱的情緒，其表現主要為發怒。肝膽屬木，脾胃屬土，木克土，肝火過旺就會傷及脾胃。脾胃作為「後天之本」，負責吸收運化營養和氣血，脾胃虛弱了就無法為身體提供充足的營養，身體就會虛弱。

惱怒憂思易引起肝氣失調，一是出現肝氣犯脾，影響脾之升清功能，在上為眩暈，在下為飧泄（大便清稀，並有不消化的食物殘渣）；二是出現肝氣犯胃，影響胃的降濁功能，在上為嘔逆噯氣，在中為脘腹脹滿，在下為便祕等。

所以要養好脾經還要少傷肝，少傷肝就等同於間接補脾了。肝火旺的人一定要改掉生活中的不良習慣，少喝酒、少吸菸，避免隨意服用藥物。

平時少生氣動怒，就算生氣也不要超過3分鐘，儘量做到心平氣和、樂觀開朗，從而使肝火熄滅，肝氣正常生發、順暢。多參加戶外活動，多出去旅行，常看喜劇和具有激勵意義的影視及文學作品，心境變了，就不容易生氣，也不那麼鑽牛角尖了。

● 養脾的健康飲食法

很多人經常只吃菜和水果不吃飯，或者只吃少量飯，這都是不科學的飲食方式，只有飲食科學、營養均衡，才能有益於脾胃健康和身體健康。

要養護好脾，就要少吃或不吃含糖高、過於辛辣刺激的食物。含糖高的食物有蛋糕、冰淇淋、可樂、汽水、葡萄、甘蔗等；過於辛辣刺激的食物有烈酒、辣椒、花椒、胡椒、大蒜、生薑等。多吃一些清熱的食物，如百合、蓮子、鴨肉等。

脾虛的人平時還應該多運動，但不宜激烈，散步和慢跑是最適合的方式。

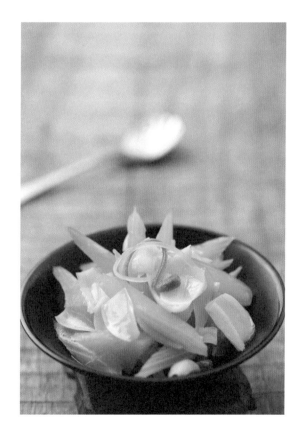

摩腹法，手到病除健脾養胃

● 摩腹祛百病

腸胃不好，容易便祕、拉肚子；想減肥，卻不得要領；經常上火、口臭……，如果你有這些問題，其實都可以通過摩腹法來解決。

在中醫理論裡，人的腹部是「五臟六腑之宮城，陰陽氣血之發源」。脾胃乃人的後天之本，胃所受納的水穀精微，經過脾的轉運，能維持人體的正常生理功能。脾胃又是人體氣機升降的樞紐，只有升清降濁，才能氣化正常。

經常摩腹，可以通和上下，分理陰陽，去舊生新，充實五臟，清內生之百病，驅外感至諸邪。唐代著名醫學家孫思邈就曾說過：「腹宜常摩，可祛百病。」

● 減掉小肚子

中醫認為，腹部肥胖是脾的運化失常所導致，水穀精微不能很好地輸送到全身，而致痰、水、濕瘀積在小腹部，因此脾氣虛是小腹肥胖的主要原因。

脾經、肝經和腎經的運行都經過腹部，所以摩腹可以達到調節脾、肝、腎三臟功能的效果。三臟功能健康，則水濕代謝平衡，水穀津液得以輸布，痰、水、濕之瘀積自然就散了。明代醫學家周於蕃說過：「緩摩為補，急摩為瀉。」因此，有便祕問題時，可以採取順時針的急摩法；而有腹瀉時，可以採取逆時針的緩摩法。

按摩時，以肚臍為中心，按順、逆時針方向盤旋繞。呼吸要平穩，吸氣時，可以用手摩腹右上半圈；呼氣時，再摩腹左下半圈。力量要保持均勻，每次按摩半小時左右，12次為一個療程，療程期間可以休息3~5天。

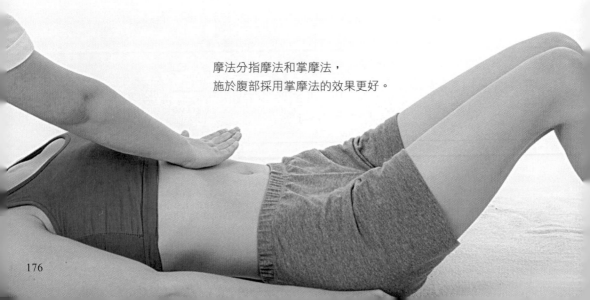

摩法分指摩法和掌摩法，
施於腹部採用掌摩法的效果更好。

● 緩解腹痛

　　很多兒童平時都很正常，但有時候無緣無故肚子痛，過一會疼痛就消失了，過一段時間後又會繼續發作，去醫院也檢查不出原因，這讓許多父母非常擔心。其實這種腹痛問題，摩腹就可以緩解，只要父母掌握摩腹的方法與技巧，就可以經常幫兒童摩腹，對改善腹痛很有功效。

摩腹步驟

❶ 讓孩子仰躺在床上，露出腹部。

❷ 父母要把雙手搓至溫熱。

❸ 然後將搓熱的手掌放在孩子肚臍周圍，以掌部或四指指腹著力，但力度不要太大。

❹ 在肚臍周圍順時針做環形摩動，摩至腹壁微紅或腹部透熱為度。

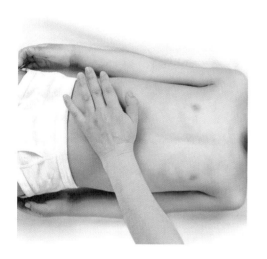 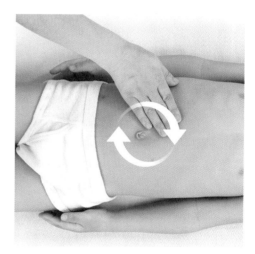

　　這樣持續幾天後，兒童的腹痛問題就會得到緩解，也能改善小孩的胃口。當然，如果兒童的腹痛比較嚴重，就要及時去醫院治療。

　　如果在摩腹時出現腹內溫熱感、饑餓感，或者產生腸鳴音、排氣等，這些都是正常現象，不要過於擔心。但需要注意的是，如果腹部皮膚有化膿感染、腹部有急性炎症時，就不宜摩腹，以免炎症擴散，加重病情。

胃痛、胃酸可找公孫穴

公孫穴是足太陰脾經上的絡穴，是八脈交會穴之一，通於衝脈。作為脾經上的絡穴，公孫穴歸屬於脾，聯絡於胃，又與胸腹部的衝脈相通，所以公孫穴具有兼治脾胃和胸腹部疾病的功效，也就是說脾、胃、心、胸上的病都可以透過按揉公孫穴來治療。公孫穴常用於治療急慢性胃炎、消化道潰瘍、急慢性腸炎、神經性嘔吐、消化不良、精神分裂症等。配中脘穴、足三里穴，可以主治胃脘脹痛；配豐隆穴、膻中穴，可以主治嘔吐、眩暈。

如果配以內關穴和中脘穴，效果會更好。內關穴是手厥陰心包經上的要穴，也屬於八脈交會穴，它與公孫穴一樣，也可以治療胃、心、胸上的疾病。中脘穴屬任脈，在中脘穴或摩或按，也有助於治療胃痛、嘔吐等症狀。

● 公孫穴的其他功效

很多人經常吃完飯後，會覺得心窩難受，而且還覺得心裡有氣，出不來也進不去。而公孫穴與心相通，常按摩有助於促進胃腸蠕動，緩解胃脹的問題，對緩解便祕也有一定效果。

對於常有饑餓感的人來說，按摩公孫穴還能消除饑餓感，經常按揉此穴，可以達到耐饑的目的。

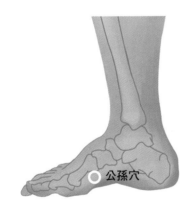

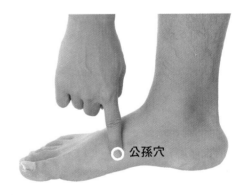

| 取穴 |

公孫穴位於足內側緣，在蹠區，第1蹠骨底的前下緣赤白肉際處。取穴時，正坐垂足，從足大趾內側後一關節處往後推按，能找到一個弓形骨，弓形骨後端下緣的凹陷處即是公孫穴。

| 按摩 |

對於經常胃酸、胃痛的人來説，刺激公孫穴可以抑制胃酸的分泌，進行艾灸或按摩都可以。

於想減肥的人來說，經常按揉小腿上的脾經，並且重點刺激公孫穴，配合一些內服的藥膳（如山藥薏仁芡實粥），就會有很好的健脾效果，脾養好了，運化功能加強了，自然就能控制肥胖。

公孫穴與衝脈相通，衝脈是婦科主脈，所以公孫穴也是治療婦科病症的常用穴位。有婦科病症的女性，除了正常治療外，還可以經常按揉公孫穴，以輔助治療。

● 止胃痛還可以找足三里穴

前面提到，足三里穴對胃腹悶脹、消化不良、吐酸、嘔吐、腹瀉、胃痙攣、便祕等症狀有很好的緩解作用，其實對胃痛也有很好的緩解作用。胃痛的時候，在足三里穴進行按摩、艾灸或刮痧都有緩解作用。

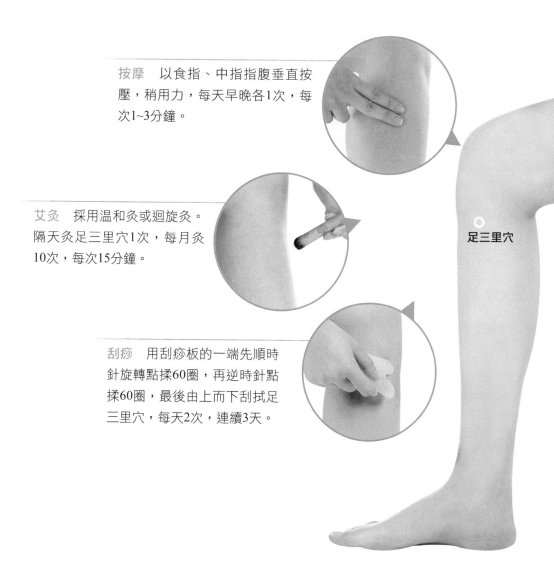

按摩　以食指、中指指腹垂直按壓，稍用力，每天早晚各1次，每次1~3分鐘。

艾灸　採用溫和灸或迴旋灸。隔天灸足三里穴1次，每月灸10次，每次15分鐘。

足三里穴

刮痧　用刮痧板的一端先順時針旋轉點揉60圈，再逆時針點揉60圈，最後由上而下刮拭足三里穴，每天2次，連續3天。

陰陵泉穴可除長夏暑濕

● 長夏暑濕傷陽氣

　　根據中醫陰陽五行理論，古人對四季劃分時增加了一個長夏的季節。長夏是指夏季末、夏秋之交的多雨季節。

　　長夏對應五行中的土，長夏大體上與梅雨季節相吻合，是一年中濕氣最重的時期。土在天為濕，在臟為脾。中醫認為，長夏屬土，而脾亦屬土，所以長夏對應脾。

　　濕是長夏的主氣，屬於陰邪，最容易傷害人的陽氣，尤其是脾的陽氣。「濕」在中醫裡是指滯留人體內的多餘水分。一是天氣變化無常，雨水不斷，天氣多潮濕，會讓人感覺煩悶濕重不舒服；二是由於天氣炎熱，人常常會吃冰淇淋、冰棒、冷飲等寒涼食物來消暑解渴，這些食物吃多了，就會影響脾的運化功能。如果脾的運化功能不佳，體內多餘的水分就不能完全運送出去。

　　脾本身就喜燥而惡濕，一旦脾受濕邪而受損，就會導致脾氣不能正常運化，使氣機不暢。這時候往往就會出現脘腹脹滿、食欲下降、胸悶想吐、大便稀溏、水腫等症狀。還有一些人在長夏總會感覺莫名的煩躁，沒有精神，吃不下東西，甚至出現頭暈、胸悶、噁心等症狀，中醫稱之為「暑傷氣」，也就是常說的「苦夏」，這都是長夏濕邪所引起。

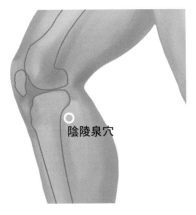

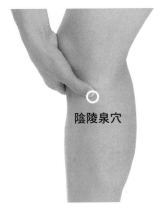

| 取穴 |

陰陵泉穴在小腿內側，脛骨內側髁下緣與脛骨內側緣之間的凹陷中。取穴時，用拇指沿著小腿內側骨的內緣向上推，到膝關節下的脛骨上彎曲凹陷處即是。

| 按摩 |

用指腹按揉此穴， 每次1~3分鐘，全天不少於10分鐘。如果有脾濕，按揉此穴會有疼痛感，但還是要堅持一段時間，就會發現疼痛感在逐漸減輕。

● 陰陵泉穴改善排尿不盡

　　由於「濕」為體內多餘的水分，那麼慢性前列腺炎、前列腺增生、尿道感染等導致的小便不暢、排尿困難等問題，也可以向陰陵泉穴尋求幫助。

　　中醫認為，排尿不盡多是脾胃虧虛、中氣不足、氣化失司導致的，而按摩陰陵泉穴可以補中益氣。可以每天按揉陰陵泉穴100~150次，力度宜輕柔、均勻、和緩，以感到舒服為佳，每天早晚各1遍，左右兩側都要按，一般來說，治療效果在按摩半個月後就會顯現。

艾灸陰陵泉穴

　　將艾條點燃，與穴位處的皮膚保持2~3公分距離，以皮膚溫熱但無灼痛感為宜。艾灸時，左右旋轉或上下移動，灸10分鐘左右，換另一側穴位灸。

　　除了借助陰陵泉穴外，為了避免脾受暑濕所傷，在長夏時還要多吃一些豆類、山藥、薏仁、蘿蔔等健脾利濕的食物，還要少貪食冷飲和寒涼的食物，因為生冷食物易傷脾胃。

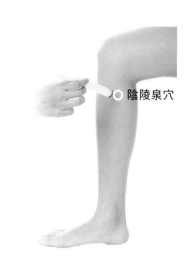

陰陵泉穴

按揉承山穴

　　承山穴在小腿肚下方正中的「人」字形肌肉中間，是筋、骨、肉的集結之處，又是人體陽氣最盛的經脈樞紐。在暑濕較重的長夏，可以多按揉承山穴，以振奮太陽膀胱經的陽氣，排出體內的濕氣。

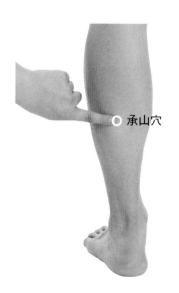

承山穴

大都穴改善消化能力

很多人由於飲食過於精細，加上缺少足夠的運動，久而久之就會出現腸胃消化能力減弱的現象。早餐不愛吃，午餐吃不多，晚餐好不容易吃一些，就覺得肚子不舒服，老覺得自己吃太撐，這都是消化能力減弱的表現。

要改善消化能力，就要改善飲食結構，多吃些新鮮的蔬菜瓜果和五穀雜糧，促進胃腸蠕動；平時還要多加運動，幫助消化。此外還不能忘了穴位保健。

大都穴是足太陰脾經上的滎穴，滎主身熱，主要用於發熱病症，有瀉熱止痛、健脾和中的作用，對於胃炎、胃痙攣、腹脹腹痛、急慢性腸炎等都有很好的緩解功效。如果消化能力較弱，也可以用這個穴位來調理。

艾灸大都穴

也可以直接用艾條艾灸大都穴，點燃艾條，懸在大都穴上方2~3公分處，兩側各灸5分鐘，每週灸3次，效果就會很明顯。艾灸大都穴，還特別適合情緒抑鬱的人，也適合工作壓力大的人。

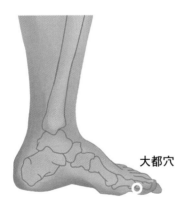

大都穴

| 取穴 |

大都穴在足趾，第1蹠趾關節遠端赤白肉際的凹陷處。取穴時，正坐垂足，在足大趾與足掌所構成的關節前下方，掌背交界線凹陷處即是。

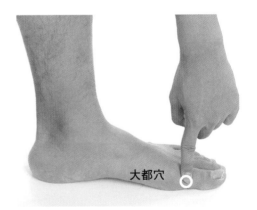

大都穴

| 按摩 |

要改善消化能力弱的問題，可以每天對大都穴進行按摩，雙腳的穴位都要按，每次10分鐘左右，也可以適度增減，以自己能耐受的時間和力度為準。

脾虛就找太白穴

脾主運化，如果脾的運化能力不足，人就會處於脾虛狀態，常表現為孩童睡覺流口水、舌頭兩邊有齒痕、吃東西肚子脹、消化不良、女性崩漏、月經淋漓不盡等。

脾虛的時候就可以找太白穴來緩解。太白穴是足太陰脾經的原穴。中醫認為，但凡臟腑有病，都可以取相應的原穴來調理。太白穴是健脾要穴，有健脾和中、理氣運化的功效，可以調理多種原因導致的脾虛，如病後脾虛、先天脾虛、肝旺脾虛、脾肺氣虛、心脾兩虛等。

艾灸太白穴

用艾條在腳兩側的太白穴上採用溫灸法，每次灸大約30分鐘。能有效改善脾虛導致的肌肉酸痛。

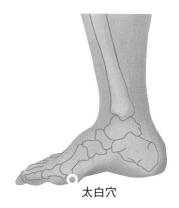

太白穴

|取穴|

太白穴位於足內側，在蹠區，第1蹠趾關節近端赤白肉際的凹陷處。取穴時，正坐垂足，足大趾與足掌所構成的關節後下方，掌背交界線凹陷處即是。

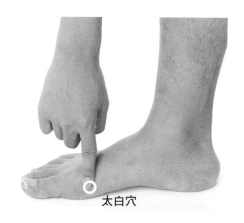

太白穴

|按摩|

用指腹按揉太白穴2~3分鐘，雙腳兩個穴位都要按。

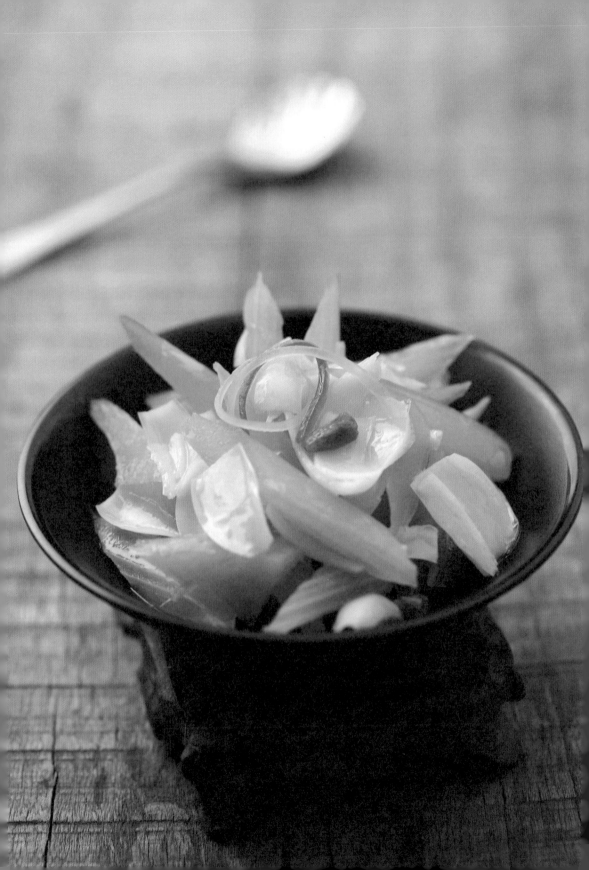

第四章

著眼脾胃
從根本上治療
常見疾病

慢性胃炎

　　慢性胃炎患者應選用含粗纖維少、無刺激性、細軟、容易消化的食物，不食用過甜、過鹹、過酸、過冷、過燙、容易產氣、含脂肪高的食物。含渣滓和膳食纖維較多的芹菜、豆芽、韭芽、大蒜、蓮藕、榨菜等，也不宜食用。宜用蒸、煮、炒、燴、燉、燜、燒的烹調方法，不用煎炸、油炸、酥炸、烤、燻、醃臘、生拌、烙的烹調方法。

乳類和乳製品 ▶ 牛奶、羊奶等。
豆製品 ▶ 豆漿、豆腐、豆腐乾、粉絲、粉皮。
肉類 ▶ 牛肉、豬肉、雞肉、魚蝦及動物腎臟、肝臟等。
主食 ▶ 米飯、米糕、小米粥、麵條、麵片、饅頭、包子、餃子、餛飩、小籠包。

1 解鬱消脹　金橘白米粥

　　鮮金橘5個，白米30克，白糖適量。白米煮粥，粥將煮稠時把金橘剖成4瓣，加入粥內，熟後加入白糖即成。早餐一次吃完。可疏肝解鬱，理氣和胃，消脹寬中。適用於肝氣犯胃型慢性淺表性胃炎。

2 溫胃散寒　乾薑蔥白紅糖飲

　　乾薑片、蔥白各10克，紅糖20克。蔥白洗乾淨，切成碎小段，待用。乾薑片先放入砂鍋，加水煎煮15分鐘，再放入蔥白碎小段及紅糖，共煮5分鐘，用潔淨紗布過濾，去渣，收取濾汁放入容器即成。早晚分服。可溫胃散寒。適用於脾胃虛寒型慢性胃炎。

3 健脾補氣血　黑木耳紅棗飲

　　黑木耳10克，紅棗10顆，陳皮、紅糖各5克。將黑木耳泡發洗淨；紅棗洗淨後去核。將黑木耳、陳皮、紅棗放入砂鍋，加適量水，大火煮開後轉小火煨煮30分鐘，放入紅糖，燒煮片刻即成。早晚分服。可健脾和胃，養血溫中。適用於脾胃虛弱型慢性淺表性胃炎。

4 調氣消脹　黃芪白朮茶

　　黃芪、白朮各200克，陳皮100克。將黃芪、白朮、陳皮洗淨，烘乾，共碾粗末，每10克1份，裝入棉紙袋中，備用。每次取1袋，放入杯中，用沸水沖泡，加蓋，悶15分鐘即成。每日2次，每次1袋。代茶頻飲，可沖泡3~5次。可益氣健脾，調氣和中消脹。適用於脾胃虛弱型慢性淺表性胃炎。

5 增食欲 鮮果四汁飲

雪梨、荸薺、甘蔗、蘋果各60克。分別洗淨，用溫開水浸泡片刻，搗爛取汁，混勻備用。早晚分服。可滋陰養胃，增進食欲。適用於胃陰虧虛型淺表性胃炎。

6 止胃痛 芍藥甘草茶

芍藥18克，炙甘草5克。將芍藥、炙甘草研成粗末，置保溫瓶中，用適量開水沖泡，加蓋，悶15分鐘，去渣飲用。代茶頻飲，當日飲完。可滋陰養胃，止痛。適用於胃陰虧虛型淺表性胃炎。

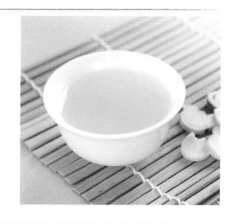

7 滋陰養胃 烏梅紅棗粥

烏梅15克，紅棗5顆，冰糖50克，白米100克。將烏梅洗淨，入鍋加水200毫升煎煮至減半，去渣取汁，再與淘洗乾淨的白米、紅棗一同入鍋加水熬煮成稀粥，加入冰糖繼續煮至粥成。早晚餐食用。可益氣養胃、利水消腫。

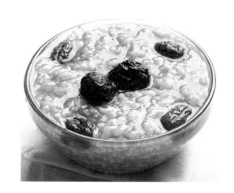

8 健脾養胃 紅豆山藥粥

紅豆、小米各100克，山藥50克。先將紅豆、小米分別洗淨，再將山藥洗淨，去皮切片。將紅豆放入砂鍋，加適量水，大火煮沸後悶15分鐘；再將小米、山藥倒入，繼續煮到熟粥。早晚分食。可和胃利濕。適用於脾胃虛弱型慢性淺表性胃炎。

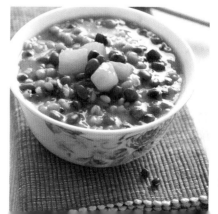

消化性潰瘍

消化性潰瘍患者的進餐應定時、定量，避免過饑、過飽，忌酒，戒菸。宜吃營養豐富且易於消化的食物，避免吃過甜、過鹹、過酸、過辣食物。質硬的乾果，含粗纖維多的食物如粗糧、蠶豆、芹菜、竹筍、泡菜、韭菜等不易消化，要少吃。在烹調上，應以燒、煮、蒸、燉、燴為主，不宜吃油煎、燻炸、醃臘、生拌等法製作的菜肴。

乳類和乳製品▶牛奶、起司等。
肉類▶羊肉、狗肉、雞肉、豬肚等。
蔬菜▶白蘿蔔、胡蘿蔔、甘藍、蓮藕、山藥、蒟蒻等。
主食▶米粥、軟飯、麵條、饅頭、包子、餃子、餛飩等。

1 行氣化滯 蒟蒻青皮茶

蒟蒻精粉2克，青皮、綠茶各3克。將青皮洗淨，曬乾，磨成細末，與蒟蒻精粉、綠茶同放入杯中，用開水沖泡，加蓋，悶15分鐘即成。代茶頻飲，可沖泡3~5次。可行氣化滯解鬱，和胃解毒抗邪。適用於肝鬱氣滯型消化性潰瘍。

2 疏肝理氣 陳皮香附棗茶

陳皮10克，香附5克，紅棗10顆。將陳皮洗淨切成絲，紅棗炒焦，與洗淨的香附同放入杯中，開水沖泡，加蓋悶10分鐘即成。代茶頻飲，當日飲完。可疏肝理氣，健中和胃。適用於肝鬱氣滯型消化性潰瘍。

3 清胃瀉熱 蒲公英生薑汁

新鮮蒲公英100克，新鮮生薑5克。將新鮮蒲公英清除雜質，洗淨，放入溫開水中浸泡片刻，撈出後搗爛取汁。新鮮生薑洗淨，搗爛後取汁，與蒲公英汁混合即成。早晚分服，當日飲完。可清胃瀉熱。適用於胃中鬱熱型消化性潰瘍。

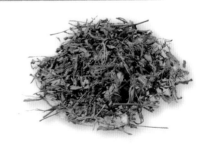

4 滋陰潤燥 銀耳紅棗飲

銀耳10克，紅棗5顆，蜂蜜15毫升。將銀耳泡發後洗淨，與洗淨的紅棗同放入鍋內，加適量水，煮至熟軟，待溫後，加入蜂蜜即成。上下午分服。可滋陰潤燥，補氣益中，健脾養胃，抗癌強身。適用於陰虛內熱型消化性潰瘍。

5 補中益氣 黨參焦米粥

黨參20克，白米50克，蔥花適量。將白米淘洗乾淨，瀝乾後，炒至焦黃。焦白米與洗淨的黨參一起放入鍋中，加適量水，煮熟加入蔥花即成。隔日1劑，連續食用。可補中益氣，除煩渴，止腹瀉。適用於慢性胃炎、胃潰瘍等。

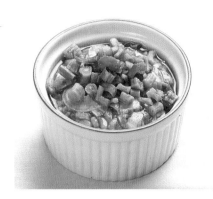

6 益氣養血 人參龍眼小米粥

白參3克，龍眼肉10克，小米100克，紅糖20克。將白參洗淨，烘乾後磨成細末。龍眼肉洗淨，與淘洗乾淨的小米同放入鍋中，加適量水，大火煮沸，加入白參末，改小火煨煮成稠粥，加入紅糖即成。早晚餐分服。可益氣養血，健脾養胃。適用於脾胃虛寒型消化性潰瘍。

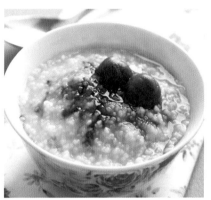

7 保護胃黏膜 雙耳冰糖飲

黑木耳、銀耳、冰糖各10克。將黑木耳、銀耳分別用溫水泡發後，洗淨、去蒂，撕碎，放入鍋中，加適量水和冰糖，大火煮沸，轉小火煨煮60分鐘即成。當點心，隨意食用。可養陰清胃，保護胃黏膜。適用於陰虛內熱型消化性潰瘍。

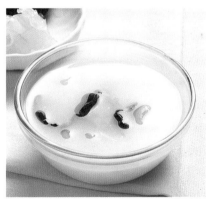

8 活血化瘀 核桃蓮藕湯

核桃10克，蓮藕250克，鹽、香油各適量。將蓮藕洗淨，切片，與核桃一起放入砂鍋中，加適量水，大火燒沸，轉小火煮30分鐘，調入鹽、香油即成。當菜佐餐，隨意食用。可活血化瘀。適用於血行瘀滯型消化性潰瘍。

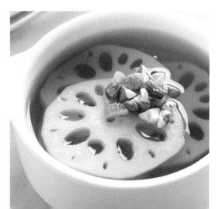

習慣性便祕

習慣性便祕人群平時要多喝水，減少高蛋白、高脂肪食物的食用量，同時增加膳食纖維的攝取，促進腸蠕動，軟化大便。膳食纖維主要存在於全穀類、根莖類、蔬果、豆類、菌類食物中，常吃有助於增加腸胃道蠕動，加快食物消化，緩解便祕症狀。優酪乳更容易消化吸收，所含的醋酸、乳酸等有機酸，能夠刺激胃分泌，清理腸道。

乳類和乳製品 ▶ 優酪乳、牛奶。
果仁 ▶ 芝麻、松子、核桃、葵花子等。
蔬菜 ▶ 蘋果、香蕉、蓮藕、菠菜、山藥等。
主食 ▶ 粗糧飯、雜糧粥等。

1 益氣養血 核桃牛奶飲

核桃30克，牛奶、豆漿各150克，黑芝麻20克，白糖適量。將核桃、黑芝麻浸泡後用豆漿機打成汁，同牛奶、豆漿一起倒入鍋中煮沸，加入白糖即成。當飲料，隨意食用。可益氣養血、潤腸通便。適用於各種習慣性便祕。

2 滋陰補中 蜂蜜鹽水飲

蜂蜜30克，鹽1克。將蜂蜜、鹽放入杯中，用溫開水沖泡，調勻即可。清晨起床後服用。可滋陰潤腸，補中通便。適用於陰虛型習慣性便祕，也可通治各類型的便祕。

3 滋陰潤腸 三仁粉

核桃、松子、柏子仁各50克。將以上三味共搗成細末，裝瓶備用。早晚各服10克，用溫開水送服。可滋陰潤腸通便。適用於陰虛型習慣性便祕，對習慣性便祕合併失眠多夢尤為適宜。

4 潤腸驅蟲 葵花子冰糖湯

葵花子50克，冰糖30克。將葵花子剝去外殼，洗淨，與碾碎的冰糖一起放入大蒸碗中，加水適量，隔水在沸水鍋中煨燉1小時即成。每日頓飲。可潤腸驅蟲、止痢透膿、降脂調壓。適用於習慣性便祕，也適用於血脂異常、高血壓。

5 補血潤腸 芝麻粥

芝麻仁6克，白米30克，蜂蜜適量。將芝麻炒出香味，另將白米淘洗乾淨煮粥，將熟時加入芝麻、蜂蜜即成。早晚餐食用。可補血潤腸。適用於便祕人群、胃癌出血患者。

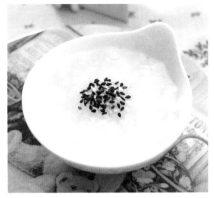

6 潤腸通便 松子白米粥

松子50克，白米100克。將松子洗淨，烘乾，小火炒香，與淘洗淨的白米同放入砂鍋中，加適量水，大火煮沸，改用小火煨煮成稠粥即成。早晚餐分食。可滋陰潤腸通便。適用於陰虛型習慣性便祕。

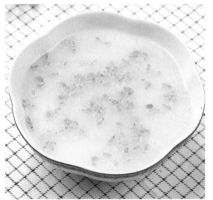

7 益氣生津 紅棗牛奶粥

牛奶500毫升，紅棗10顆，白米50克。將紅棗洗淨，與淘洗淨的白米同放入鍋中，加入牛奶及適量水，大火煮沸，改用小火煨煮成稠粥即成。早晚餐分食。可益氣生津，潤燥通便。適用於氣虛型習慣性便祕，亦適用於熱積型習慣性便祕。

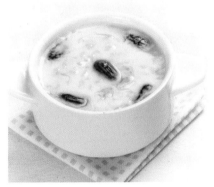

8 益氣潤腸 黃芪陳皮蜜飲

黃芪片20克，陳皮9克，枳實10克，蜂蜜30克。將洗淨的黃芪片、陳皮、枳實同放入鍋中，加適量水，煎煮30分鐘，去渣取汁，待汁轉溫後調入蜂蜜即成。上下午分服，可益氣潤腸。適用於氣虛型習慣性便祕。

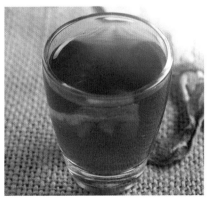

胃下垂

飲食不科學、疲勞過度、久病等會導致脾氣和胃氣虧虛，胃腑就會下垂。胃下垂患者飲食宜選用易消化、富含營養的食物，如精米、精麵、牛奶、魚類、豆製品及新鮮蔬菜和水果。多吃補中益氣、健脾益胃的食物及藥食兩用的食物，忌食過於油膩、辛辣刺激、粗硬難消化的食物。禁菸忌酒。飲用糖水不宜過量，以免增加胃部負擔。

乳類和乳製品 ▶ 牛奶、起司等。
肉類 ▶ 鴨肉、牛肉、牛肚、豬肚、魚類等。
蔬果 ▶ 梨、西瓜、枇杷、番茄、苦瓜、蓮藕、山藥等。
主食 ▶ 米粥、麵條、饅頭、茯苓糕、紅棗羹等。

1 疏肝和胃 *沉香曲砂仁袋泡茶*

沉香曲5克，砂仁2克。將沉香曲、砂仁共研細末，裝入綿紙袋中，放入杯中用沸水沖泡，加蓋悶10分鐘即成。代茶頻飲，一般可沖泡3~5次。可疏肝和胃。適用於氣滯型胃下垂。

2 升陽護胃 *黃芪魚肚湯*

黃芪30克，魚肚50克，時蔬100克，鮮香菇10克，黃酒、胡椒粉、薑片、蔥花、鹽、雞湯各適量。將魚肚發透切成3公分長的塊狀，黃芪洗淨炒黃，時蔬洗淨切成4公分長的段，鮮香菇洗淨切薄片。將魚肚、黃芪、黃酒、薑片、蔥花、胡椒粉、香菇片放入燉鍋內，加入雞湯，大火燒沸，再用小火燉40分鐘，加入鹽、時蔬煮沸即成。佐餐食用。可補氣升提、升陽護胃。適用於氣虛型胃下垂。

3 補氣升陽 *黃芪升麻飲*

黃芪30克，升麻10克，白糖20克。將黃芪、升麻用冷水浸泡30分鐘，濃煎2次，合併濾汁，調入白糖即成。上下午分食。可補氣升陽。適用於氣虛型胃下垂。

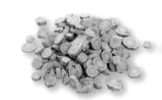

4 益氣升陽 *升胃除幽飲*

升麻、柴胡各10克，蒲公英20克，甘蔗50克。將甘蔗洗淨榨汁備用。把升麻、柴胡、蒲公英洗淨，放入鍋中，加適量水，大火煮沸後，改中火煨20分鐘，去渣留汁，調入甘蔗汁即成。每日分3次飲服。可益氣升陽、疏肝和胃、清熱養胃。適用於氣滯不舒、濕熱內蘊的胃下垂。

5 補氣養陰 參七茶

西洋參2克，三七1克。將西洋參、三七研成細粉，裝入綿紙袋中，放入茶杯中，用沸水沖泡，加蓋悶10分鐘即可飲用。代茶頻飲。每袋可沖泡3~5次。可補氣養陰、活血化瘀。適用於氣虛型胃下垂，對氣陰兩虛兼夾瘀血尤為適宜。

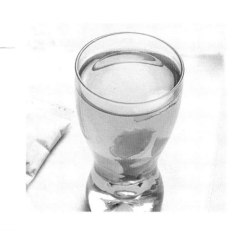

6 健脾養胃 黃芪陳皮飲

黃芪40克，黨參20克，紅糖10克，陳皮5克。將黃芪、黨參洗淨，放入鍋內熬煎取汁，連煎3次，將3次煎液混合，加紅糖、陳皮，繼續煮熬片刻即成。早晚分服，常服有效。可補氣升提、健脾養胃。適用於氣虛型胃下垂。

7 滋陰養胃 白參豆漿

白參3克，豆漿300毫升。將白參洗淨，切薄片備用。再將豆漿放入鍋中煮沸後，將白參片放入，攪勻，用小火煨煮10分鐘即成。早晚餐分服。可益氣健脾、滋陰養胃。適用於久病體弱、氣陰兩虛的胃下垂。

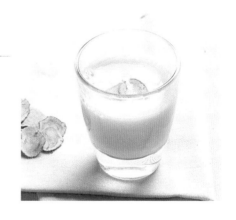

8 益氣升舉 參芪升麻粥

人參3克，黃芪30克，升麻15克，白米60克。將人參、黃芪和升麻分別洗淨烘乾，人參研成細末，黃芪和升麻均切成片，放入砂鍋，加適量水，濃煎2次，煎液與淘洗淨的白米同入砂鍋煮成稠粥，調入人參細末即成。早晚2次分服。可益氣升舉，健脾養胃。適用於各型胃下垂。

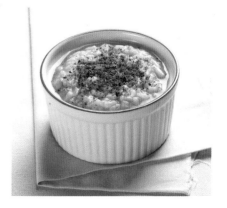

胃癌

胃癌患者的飲食要定時定量，必要時可以少食多餐。由於胃癌患者多有胃脘部飽脹、疼痛等食積不消的症狀，所以飲食還應該易於消化。多吃新鮮蔬菜和水果，增加優質蛋白質供應，忌食重油肥膩的食物。避免吃高鹽、過硬、過燙、過涼、辛辣刺激的食物，不吃煙燻、油炸、煎烤的魚和肉，醃製食物也要避免食用，減少亞硝胺的攝取。

乳類和乳製品▶牛奶、起司等。
肉類▶烏骨雞、鯽魚、豬蹄、甲魚等。
蔬菜▶花椰菜、甘藍、芥菜、胡蘿蔔、黃瓜等。
主食▶玉米糊、山楂糕、金橘餅、藕粉、小米粥、軟飯、麵條等。

1 清熱解毒 香瓜籽飲

香瓜籽適量。香瓜籽打碎去脂，加300毫升水煎汁。代茶頻頻飲用。可清熱解毒、化瘀散結，適用於胃癌。

2 消炎殺菌 蒜頭茶

大蒜頭20克，綠茶2克，紅糖10克。將大蒜頭剝去皮，搗爛成泥，再與綠茶、紅糖一起加500毫升沸水，沖泡10分鐘即成。不拘時，代茶飲。可消炎殺菌、清熱解毒、防癌抗癌。適用於胃癌。

3 瀉熱通便 大黃蜜飲

生大黃80克，蜂蜜100克。將生大黃洗淨烘乾，研成細粉，裝瓶備用。每次用適量蜂蜜溫開水送服3克，每日3次。可瀉熱通便、活血化瘀、涼血止血、抗癌。適用於熱毒壅滯，胃癌出血。

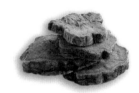

4 止血抗癌 薺菜花蓮子藕粥

薺菜花30克，藕片15克，蓮子12克，白米60克。將白米淘洗乾淨，與洗淨的薺菜花、藕片、蓮子一同放入鍋中，加適量水，煮成稀粥即可。每日1劑，早晚餐分食，經常食用。可清熱養陰、止血抗癌。適用於胃癌患者手術後或放療化療中陰虛內熱。

5 化瘀消食 雞內金茶

　　雞內金15克。雞內金加200毫升水煎汁。代茶飲，3次分服。可清熱解毒、化瘀消食。適用於胃癌。

6 化痰止咳 蘿蔔粥

　　白蘿蔔250克，白米100克。將白蘿蔔洗淨切碎，與淘洗乾淨的白米一同入鍋煮粥。每日早晚溫熱服用。可化痰止咳、消食利膈、止消渴。適用於胃癌。

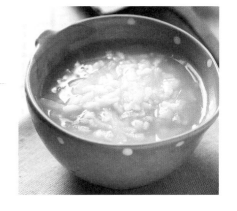

7 清熱利濕 薏仁玉米粥

　　薏仁、玉米各50克。將薏仁、玉米分別洗淨，烘乾，同研成粗粉，入鍋，加水煮成粥。早晚餐分服。可清熱利濕、補虛、抗癌。適用於胃癌。

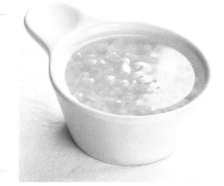

8 健胃消食 山楂陳皮香櫞粥

　　山楂、荷葉、冰糖各15克，陳皮10克，香櫞6克，白米60克。將山楂、陳皮、香櫞、荷葉洗淨，放入鍋中，加適量水煎煮30分鐘，去渣，加入淘洗乾淨的白米煮成稀粥，加冰糖調味即可。每日1劑，分早晚2次吃完，連續食用5~7日。可健胃消食、理氣導滯。適用於胃癌患者手術後或放療化療中腹脹、食欲不振。

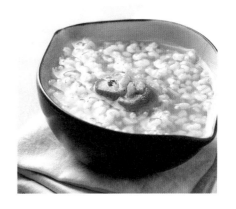

糖尿病

在中醫看來，糖尿病屬於消渴症的一種，消渴症以多食、多飲、多尿、消瘦為主要特徵。如果長期食用高熱量食物，就容易導致脾胃運化失職，食物在胃中積滯，蘊熱化燥，傷陰耗津，致使胃熱，人就容易煩熱口渴、消穀善饑。在飲食上，要遠離高熱量的食物，控制每餐的熱量攝取，由於糖尿病患者脾腎俱虛，所以還要多吃補益脾腎的食物。

肉類▶雞肉、鴨肉、牛肉、鴿肉。
蔬菜▶大白菜、高麗菜、菠菜、芹菜、西藍花、苦瓜等。
豆類▶大豆、紅豆、綠豆、黑豆。
穀類▶玉米、小米、薏仁、黑米、蕎麥、蕎麥、燕麥等。

1 補陰生津 山藥枸杞飲

山藥50克，枸杞30克。將枸杞、山藥洗淨烘乾，研成粗末。將枸杞末、山藥末放入砂鍋，放適量水，大火煮沸後，改用小火煨煮30分鐘，過濾取汁，合併2次濾汁，小火煮沸即成。上下午分服。可補陰生津、降血糖。適用於各型糖尿病。

2 補益肝脾 柚子皮枸杞蕎麥飲

蕎麥粉150克，柚子皮30克，枸杞15克。將柚子皮、枸杞分別洗淨，烘乾，共研為粗末，與蕎麥粉混合均勻，加適量水在大碗中攪拌片刻，呈稀糊狀，入沸水邊加邊攪拌，使成稠飲即成。早晚餐分食。可清熱解毒、補益肝脾、降血糖。適用於各型糖尿病。

3 化痰減肥 蒟蒻飲

蒟蒻精粉2克，小米50克。將小米淘洗乾淨，放入砂鍋，加適量水大火煮沸後，改用小火煨煮成稀飲，調入蒟蒻精粉充分拌勻，繼續用小火煨煮15分鐘即成。早晚餐分食。可清熱解毒、降脂降糖、化痰減肥。適用於各型糖尿病。

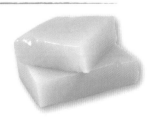

4 減肥降血糖 苦瓜綠茶

苦瓜1根，綠茶50克。將苦瓜在上1/3處截斷，去子，納入茶葉後，用竹籤插起，並以細線紮緊，掛通風處陰乾。苦瓜乾後，外部擦淨，連同茶葉切碎，混合均勻。每次取10克，用沸水沖泡，加蓋悶30分鐘即可。代茶頻頻飲服，可連續沖泡3~5次。可清熱利尿、明目減肥、降血糖。適用於各型糖尿病，對糖尿病合併肥胖症、視網膜病變、皮膚病症等尤為適宜。

5 清熱解毒 蘆筍豆漿

　　嫩蘆筍300克，豆漿250毫升，蒜泥10克。將嫩蘆筍用水反覆洗淨外表皮，放入溫開水中浸泡片刻，切碎，用搗攪機攪成漿汁，用潔淨紗布過濾取汁，備用。再將豆漿放入砂鍋，中火煮沸，將蘆筍漿汁調入，加蒜泥，拌勻即成。早晚餐分服。可清熱解毒、潤燥止渴、降血糖。適用於各型糖尿病。

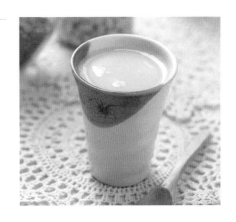

6 補腎降糖 玉米豆腐湯

　　豆腐250克，嫩玉米粒100克，蝦米10克，鹽、黃酒、薑末、香油、鮮湯各適量。先將嫩玉米粒下沸水鍋焯一下，去掉皮膜。豆腐切成小塊後焯水。乾蝦米用溫水泡發。鍋內放入鮮湯、豆腐塊、嫩玉米粒、蝦米、黃酒、鹽和薑末，調好口味。待湯燒沸撇去浮沫，起鍋盛入大碗內，淋入香油即成。佐餐食用。可滋陰潤燥、補腎降糖。適用於各型糖尿病。

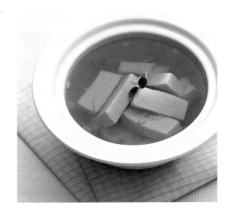

7 養陰潤燥 山藥蜜飲

　　蜂蜜20毫升，山藥250克。將山藥洗淨去皮切片，放入鍋中，加適量水，煎煮30分鐘，取汁，放涼後調入蜂蜜即成。隨意飲用，每日1劑。可滋補脾腎、養陰潤燥。適用於各型糖尿病。

8 清熱利水 玉米鬚飲

　　蜂蜜20毫升，玉米鬚20克。將玉米鬚漂洗後，放入鍋中加適量水，大火煮沸後改用小火煨煮30分鐘，去渣取汁，放涼後調入蜂蜜即成。上下午分服，每日1劑。可清熱利水、生津止渴、降低血糖。適用於各型糖尿病。

失眠

「胃不和則臥不安」，脾胃不和導致的失眠，還往往伴有胸悶、腹脹、口苦、痰多等問題。失眠人群的飲食宜清淡而富含營養，忌食濃茶、濃咖啡、辣椒等刺激性食物及菸酒。多食用一些富含鈣的食品及富含色胺酸、維生素的食物，蓮子、龍眼肉、紅棗、酸棗仁、柏子仁、夜交藤等具有養心安神作用的藥食兩用之品也可經常選食。

乳類及乳製品▶牛奶、優酪乳等。
肉類▶魚、蝦、雞肉、瘦肉、動物肝臟等。
蔬菜▶香蕉、芹菜、胡蘿蔔、百合、蓮子、堅果等。
穀類▶糙米、小米、小麥、玉米、豆類等。

1 養心安神 蜜奶飲

蜂蜜10毫升，牛奶200毫升。蜂蜜和牛奶攪匀即可。每晚臨睡前服用。可養心安神。適用於各種失眠。

2 平肝安神 夜交藤飲

何首烏嫩莖葉500克，蔥花、鹽各適量。將何首烏莖葉摘洗乾淨，焯水後取出切成段，放入鍋中加水煮30分鐘，再加入調料即成。早晚分服。可清心瀉火、平肝安神。適用於心火熾盛型失眠症，對失眠伴有高血壓尤為適宜。

3 健脾寧心 龍眼蓮子飲

龍眼125克，蓮子、冰糖各100克，豬油50克，糖桂花適量。將龍眼去殼去核，沖洗乾淨。蓮子洗淨，與龍眼一同放入鍋中，加入適量水，用中火煮沸1小時，加入豬油、冰糖、糖桂花即成。當點心食用。可補益氣血、健脾寧心。適用於各種失眠症，對體質虛弱、慢性腹瀉者尤為適宜。

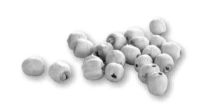

4 補氣養血 天麻合歡雞湯

天麻、當歸、合歡花各6克，陳皮3克，炙黃芪、黨參各15克，母雞1隻，鹽、蔥花、薑末各適量。將母雞宰殺處理乾淨。將上述中藥洗淨後放入雞腹內，再將雞放進砂鍋，加入鹽、蔥花、薑末和適量水，大火燒沸，改用小火煨燉至雞熟爛，去掉藥渣即成。佐餐食用。可寧心安神、補氣養血。適用於心脾兩虛型失眠症，對伴有心悸、健忘尤為適宜。

5 清熱安神 穿心蓮夜交藤汁

蜂花粉3克，穿心蓮、夜交藤各10克。將後2味藥入砂鍋，加適量水，煎煮30分鐘，去渣取汁，放涼後調入蜂花粉即成。分2次服，日服1劑，2周為1個療程。可清熱安神。適用於心火偏旺引起的失眠，症見心煩、口渴、小便短澀、舌紅苔黃、脈細數等。

6 清心降火 黃連阿膠雞蛋飲

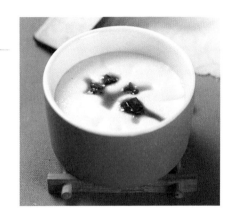

黃連3克，黃芩6克，芍藥10克，阿膠15克，雞蛋2個。先將黃連、黃芩、芍藥洗淨放入鍋中，加水濃煎取汁，再加入阿膠烊化，打入生雞蛋液再煮5分鐘即成。早晚餐分服。可清心降火、除煩安神。適用於心火熾盛型失眠症。

7 安神催眠 合歡皮香附汁

蜂王漿凍乾粉2克，合歡皮10克，香附、陳皮各6克。將後3味藥洗淨入鍋，加適量水，煎煮30分鐘，去渣取汁，放涼後調入蜂王漿凍乾粉即成。日服1劑，分2次服，2周為1個療程。可理氣解鬱、安神催眠。適用於失眠伴精神抑鬱、胸悶脅痛、噯氣。

8 疏肝解鬱 金橘飲

金橘500克，白糖25克。將金橘反覆洗淨外皮，去除果蒂、果核，將金橘放入砂鍋(忌用鐵鍋)，加水至淹沒金橘，用大火煮沸，改以小火煮30分鐘，調入白糖即成。早晚餐分服。可疏肝解鬱、理氣和胃。適用於肝氣鬱結型失眠症，對伴有慢性胃炎尤為適宜。

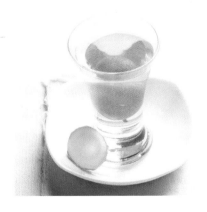

術後調養

術後宜選用胃排空較慢的食物，飲食原則是少食多餐，每天6~8餐，視情況從流食、半流食逐漸過渡到到軟食。禁食生硬、粗糙、刺激性的食物。根據消化吸收改善的情況，逐漸增加蛋白質、維生素、碳水化合物的攝取，注意補充鐵、鉀、鈉等營養素。進食後宜平臥或左側臥位，使食物緩慢進入小腸，輕揉腹部有助於食物消化和身體康復。

乳類及乳製品▶牛奶、羊奶等。
豆製品▶豆漿、豆腐、豆腐乾等。
肉類▶爛瘦肉、魚蝦肉等。
主食▶細軟麵條、稀（稠）粥、薄皮餛飩、軟米飯、蒸蛋羹等。

1 清熱解毒 薏仁冬瓜羹

薏仁100克，冬瓜500克。將冬瓜洗淨去皮、籽，搗碎後濾汁；薏仁洗淨放鍋內，加適量水，倒入冬瓜汁，大火燒沸，小火煎熬2小時即成。佐餐服食，亦可單獨食用。可連續服用5~7劑。可清熱解毒、健脾利濕。適用於術後體虛。

2 健脾養胃 榛子羹

榛子（去殼）15克，藕粉30克，白糖適量。將榛子炒黃，研成細末，摻入藕粉內，用沸水沖後，加白糖調勻。一般當早餐或點心，時時服食。可健脾養胃。適用於術後脾虛食少、胃腸功能不良、大便習慣改變、腹部脹滿不適等。

3 補虛益氣 豌豆奶羹

豌豆250克，牛奶50毫升，白糖30克，太白粉適量。將豌豆洗淨瀝乾，煮爛，製成豆泥。湯鍋加水燒沸，倒入豆泥及白糖，再加牛奶拌勻，最後用太白粉勾芡即成。佐餐食用。可補虛益氣、袪瘀解毒。適用於術後體虛、單純性肥胖症、習慣性便祕等。

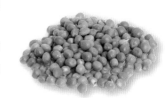

4 益氣健脾胃 豆腐青菜飯

豆腐300克，青菜250克，白米200克，肉湯適量。將白米淘洗乾淨，加適量水煮成軟飯。將青菜擇洗乾淨，切末。豆腐放入沸水中煮一下，切成丁。將米飯放入鍋內，加入肉湯一起煮，再加入豆腐丁、青菜末稍煮即成。當主食食用。可益氣健脾。適用於單純性肥胖症及術後體虛。

5 養陰止渴 黨參小米茶

黨參10克，炒小米30克。將黨參、炒小米加1000毫升水，煮至500毫升。代茶飲服，隔日1劑。可健胃補脾、養陰止渴、幫助消化。適用於胃腸病術後調養及慢性萎縮性胃炎、肥厚性胃炎、胃及十二指腸潰瘍等。

6 滋陰補氣 銀耳豆漿

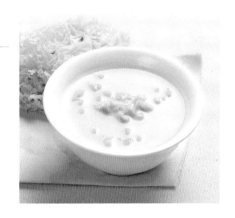

銀耳20克，豆漿500毫升，雞蛋1個。將銀耳用水泡發後撕小朵。將雞蛋打破倒入碗中，用筷子攪勻，待用。煮豆漿時將泡發好的銀耳放入，豆漿煮幾沸以後，打入攪勻的蛋液，蛋熟後即成。隨早餐飲用。可滋陰補氣、調脂減肥。適用於氣虛體弱、肥胖症等。

7 提高免疫力 香菇紅棗奶飲

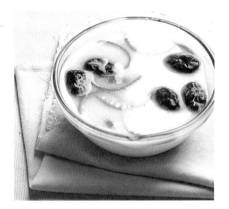

香菇25克，陳皮10克，紅棗10顆，牛奶50毫升。將香菇用溫水泡發，洗淨切碎，與洗淨的紅棗、陳皮一起放入鍋中，加水煎取汁液，再與牛奶混勻飲服。隨早餐食用。可補氣健脾、提高免疫功能、抗癌。適用於手術後體質虛弱、免疫功能不足。

8 活血補虛 蘋果優酪乳

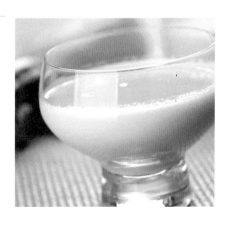

蘋果1個，優酪乳200毫升，蜂蜜20毫升。將蘋果洗淨去皮、去核後切碎，放入家用果汁機中，攪打1分鐘。取蘋果汁，與優酪乳、蜂蜜充分混合均勻即成。上下午2次分服。可補虛益氣、活血降脂。適用於血脂異常及術後補虛。

放化療後

放療期間宜多吃富含維生素和蛋白質的食物，多吃十字花科的蔬菜，如花椰菜、紫甘藍、高麗菜，多喝菜湯、豆漿、蛋湯等，有助於減輕放射治療的副作用。中醫認為放射治療灼熱傷陰，所以要多吃滋潤清淡、甘寒生津的食物。化療期間宜多吃止嘔健脾補血的食物，化療後要及時使用能增加食物和營養豐富的食物，如牛奶、菇類、新鮮蔬果等。

乳類及乳製品▶牛奶、起司等。
肉類▶瘦肉、牛肉、鴨肉、甲魚。
蔬果▶草莓、紅棗、山楂、番茄、花椰菜、高麗菜等。
主食▶米粥、麵片、麵條、蛋羹、鴨血湯、蔬菜湯等。

1 防癌抗癌 山楂拌花椰菜

罐頭山楂、花椰菜各200克，白糖30克。將花椰菜擇洗乾淨，掰成小朵後焯水。將罐頭山楂連汁一起澆在花椰菜上，加入白糖即成。佐餐食用。可促進食欲、止痛消瘀、防癌抗癌。適用於各種胃腸炎、癌症等。

2 健脾益氣 猴頭菇薏仁湯

猴頭菇30克，薏仁60克，紅糖適量。將猴頭菇洗淨，切碎，與淘洗淨的薏仁同放入砂鍋中，加適量水煎煮成湯，加紅糖調味。每日1劑，分2次飲完，可常飲。可健脾益胃、益氣抗癌。適用於癌症術後及放療化療期間氣血不足。

3 促進食欲 茄汁花椰菜

花椰菜500克，番茄醬20克，白糖、鹽、植物油各適量。將花椰菜洗淨，掰成小塊，放入沸水鍋中燙透。油鍋燒熱，將花椰菜下鍋略炒一下，放入番茄醬、白糖、鹽調味，炒熟出鍋即成。佐餐食用。可促進食欲、防癌抗癌。適用於慢性胃炎及多種癌症。

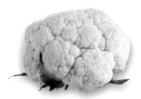

4 養陰生津 蘋果石榴煎

蘋果2個，酸石榴1個（留皮）。將蘋果、酸石榴浸泡30分鐘，反覆將外表皮洗淨，將蘋果切成小塊；石榴剝皮脫粒後，連石榴隔膜及石榴皮，並與蘋果塊和蘋果皮一同放入砂鍋，加適量水，煎煮1小時即成。代茶飲，隨量服食。可養陰生津、清腸止瀉。適用於陰虛內熱型子宮頸癌放療，或術後放療引起的放射性直腸炎。

5 抗輻射 胡蘿蔔豆漿

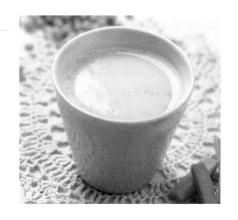

胡蘿蔔100克，黃豆40克，檸檬汁、香油各10毫升。將胡蘿蔔洗淨，切片，與浸泡後的黃豆同入家用搗汁機中，加適量水攪拌取汁，煮沸後小火再煮3~5分鐘倒入杯中，加入檸檬汁及香油攪勻即成。早、晚餐分飲。可養肝明目、抗輻射。適用於夜盲症、眩暈症、放療期間等。

6 補氣養陰 奇異果優酪乳

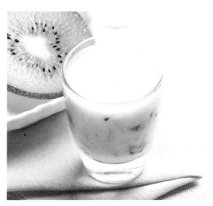

奇異果2個，優酪乳200毫升。奇異果取果肉，放入家用攪拌機中，快速攪打成漿汁，倒入杯中，加入優酪乳，拌勻即成。早晚2次分服，或當飲料分數次飲用，當日飲完。可補氣養陰、防癌抗癌。適用於患者放化療期間。

7 強體抗癌 菱角藕粉

菱角20個，藕粉50克，紅糖20克。將菱角洗淨，取菱角果實烘乾，研成細粉。菱角殼入鍋，加適量水煎煮30分鐘，去渣取汁，趁熱調入菱角粉、藕粉，呈黏稠糊狀，調入紅糖即成。當點心食用。可健脾益氣、強體抗癌。適用於慢性腸炎、術後體虛及胃癌、乳腺癌等放化療期間。

8 補腎潤腸 核桃牛奶

炸核桃、生核桃各50克，牛奶250毫升，白糖適量。將炸核桃、生核桃搗爛磨細，加入水攪拌均勻，用紗布濾出白汁液。將牛奶燒開，倒入核桃汁攪勻，加白糖煮沸片刻即可。每日2~3次，也可常飲服用。可補腎潤腸、補氣養血。適用於大腸癌術後或放化療後陽虛便祕，體質虛弱。

附錄

四週養胃食譜

● 第一週

星期	早餐	午餐	晚餐
一	小米南瓜粥、牛奶、饅頭	芹菜炒牛肉絲、紅棗香菇湯、米飯	燕麥麵、醋溜馬鈴薯絲
二	山藥薏仁粥、包子	雞蓉豆腐、銀耳百合雞湯、米飯	玉米南瓜餅、栗子百果羹
三	紅豆高粱粥、雞蛋餅	南瓜飯、肉絲炒扁豆、鯽魚筍片湯	牛肉炒麵
四	燕麥片奶粥、饅頭	二米飯、糖醋高麗菜、銀耳燉雞湯	羊肉蝦羹、花生黃豆糕
五	冬瓜小米粥、饅頭	紅棗燉鯉魚、黑木耳炒白菜、米飯	芝麻蕎麥餅、蝦米高麗菜
六	鮮蓮藕粥、醋溜馬鈴薯絲	蜜汁鯉魚、蓮子三鮮湯、米飯	豬肉黃鱔羹、蕎麥荷葉餅、草莓汁
日	薏仁粥、包子、豆漿	金銀飯、蝦米白菜、枸杞燉牛肉	麥麩薏仁蓮棗羹、清蒸白帶魚

● 第二週

星期	早餐	午餐	晚餐
一	芡實粥、雞蛋餅	枸杞燉牛肉、黑木耳炒白菜、米飯	燕麥麵、素燜扁豆
二	薄皮餛飩、饅頭	栗子扒雙菜、蒸烏骨雞、米飯	豬肚粥、銀耳百合雞湯
三	山楂粥、包子	牛肉炒麵、素燜扁豆	蓮子核桃蒸蛋糕、蘋果優酪乳
四	花生杏仁粥、雞蛋羹	金銀飯、冬瓜雞塊	羊肉蝦羹、花生黃豆糕
五	番薯蘋果粥、豆漿	酸辣牛肚、鯽魚芋薺湯、米飯	豬肉韭菜麵
六	綠豆燕麥粥、牛奶	蝦米高麗菜、糖醋白帶魚、米飯	三仁茯苓餅、冰糖燉草莓
日	蕎麥蓮子粥、饅頭	陳皮蒸鱖魚、黑木耳炒白菜、米飯	羊肉蝦羹、香蕉豆腐卷

● 第三週

星期	早餐	午餐	晚餐
一	燕麥片紅棗粥、饅頭	茄汁馬鈴薯、蜜汁鯉魚、米飯	牛肉炒麵
二	蓮子二豆粥、包子	鯽魚芋薺湯、糖醋白帶魚、米飯	海帶粉小米粥、清蒸白帶魚
三	馬鈴薯蘋果粥、包子	牛肉炒麵、素燜扁豆	蓮子核桃蒸蛋糕、銀耳百合雞湯
四	蘿蔔粥、包子、牛奶	冬瓜雞塊、溜番薯絲、米飯	高麗菜粥、薏仁海帶蛋湯
五	麥麩南瓜粥、煮雞蛋	豬肉煨蓮子、山藥豆腐湯、米飯	銀耳燉豆腐、蕎麥麵
六	玉米南瓜煎餅、荸薺豆漿	山藥炒四季豆、銀耳燉雞湯、米飯	栗子百果羹、蕎麥山楂餅
日	銀耳紅棗粥、饅頭	海蜇燉荸薺、洋蔥炒羊肉、南瓜飯	花生黃豆糕、藕汁雞蛋羹

● 第四週

星期	早餐	午餐	晚餐
一	紅棗牛奶粥、包子	糖醋白帶魚、蝦米高麗菜、米飯	豬肉藕餅、銀耳百合雞湯
二	芝麻蕎麥餅、牛奶	棗泥鱖魚卷、茄汁馬鈴薯、米飯	花生黃豆糕、鯽魚芋薺湯
三	羊肉蝦羹、饅頭、豆漿	洋蔥炒羊肉、素燜扁豆、二米飯	鯉魚羹、蓮子核桃蒸蛋糕
四	核桃仁奶粥、銀耳豆漿	清蒸白帶魚、蓮藕花生湯、米飯	豬肉韭菜麵、玉米豆腐湯
五	紅豆山藥粥、包子	枸杞燉牛肉、酸辣牛肚、南瓜飯	豬肉黃鱔羹、三仁茯苓餅
六	香蕉粥、饅頭	雞蓉豆腐、鯽魚筍片湯、米飯	牛肉炒麵、醋溜馬鈴薯絲
日	南瓜麥芽糖粥、雞蛋羹	蜜汁鯉魚、黑木耳炒白菜、米飯	薏仁冬瓜羹、蕎麥山楂餅

從裡到外養脾胃

四季食療X穴位養護X病症調理，跟著老中醫學習健脾養胃之道

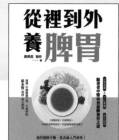

作　　　者	謝英彪
發 行 人	林敬彬
主　　　編	楊安瑜
編　　　輯	黃暐婷、林佳伶
封面設計	高鍾琪
內頁編排	吳海妘
行銷經理	林子揚
行銷企劃	徐巧靜
編輯協力	陳于雯、高家宏
出　　　版	大都會文化事業有限公司
發　　　行	大都會文化事業有限公司
	11051台北市信義區基隆路一段432號4樓之9
	讀者服務專線：（02）27235216
	讀者服務傳真：（02）27235220
	電子郵件信箱：metro@ms21.hinet.net
	網　　　址：www.metrobook.com.tw
郵政劃撥	14050529　大都會文化事業有限公司
出版日期	2024年10月初版一刷
定　　　價	420元
I S B N	978-626-98991-2-8
書　　　號	Health⁺209

國家圖書館出版品預行編目（CIP）資料

從裡到外養脾胃：四季食療x穴位養護x病症調理,跟著老中醫學習健脾養胃之道/謝英彪著初版. -- 臺北市：大都會文化事業有限公司, 2024.10

208面；17x23公分

ISBN 978-626-98991-2-8 (平裝)

1.脾胃系病證 2.中醫 3.食療

413.343　　　　　　　　　　　　　　　113014347

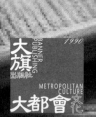

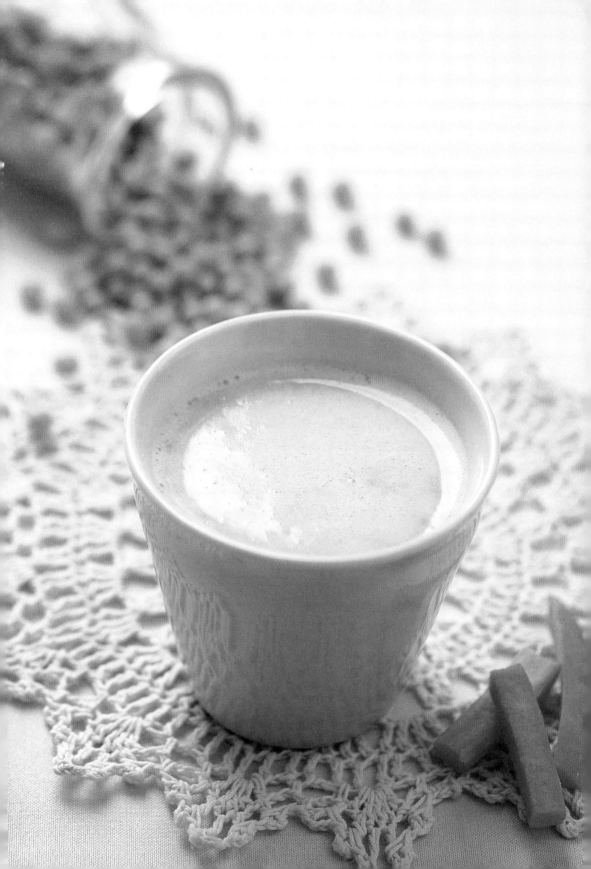

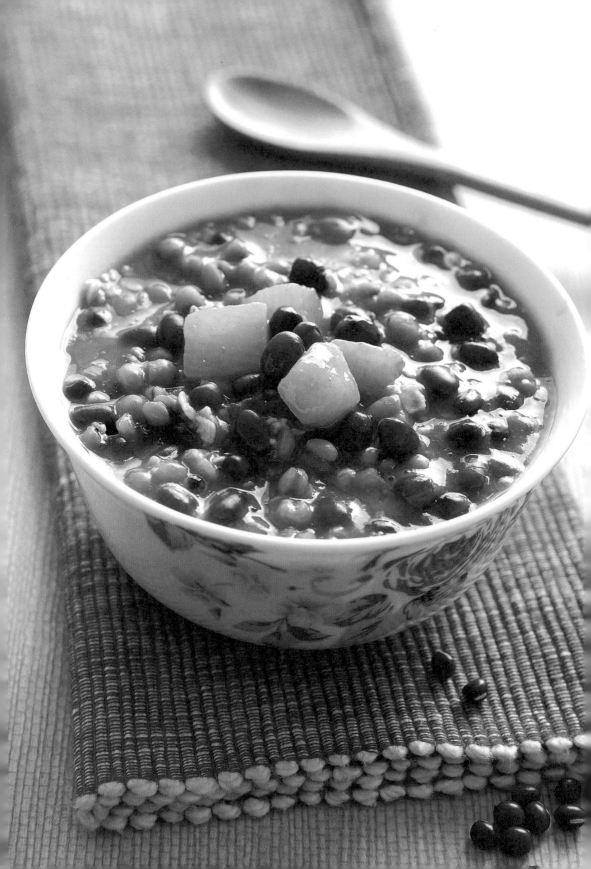